In dieser Reihe sind
bisher erschienen:

Richtig Badminton
Richtig Basketball
Richtig Carven
Richtig Fitness-Skating
Richtig Fußball
Richtig Golf
Richtig Golf länger und genauer
Richtig Golf rund ums Grün
Richtig Inline-Skating
Richtig Jogging
Richtig Kanufahren
Richtig Karate
Richtig Marathon
Richtig Mountainbiken
Richtig Muskeltraining
Richtig Paragliding
Richtig Reiten
Richtig Rennradfahren
Richtig Schwimmen
Richtig Segeln
Richtig Snowboarding
Richtig Sportklettern
Richtig Stretching
Richtig Teakwondo
Richtig Tanzen Lateinamerikanische Tänze
Richtig Tanzen Standardtänze
Richtig Tanzen Modetänze
Richtig Tauchen
Richtig Tennis
Richtig Tennistraining
Richtig Tischtennis
Richtig Torwarttraining
Richtig Walking
Richtig Yoga

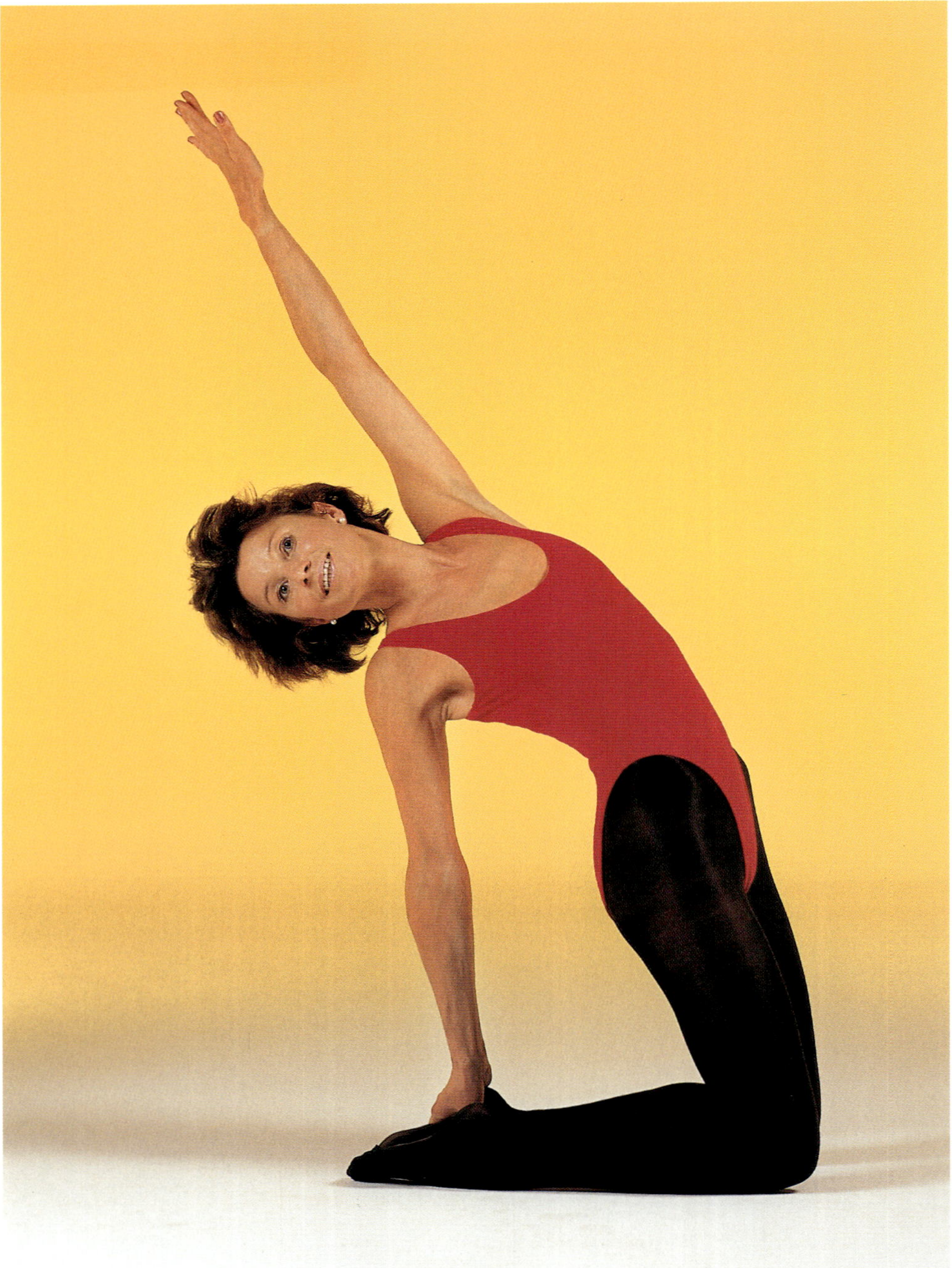

BLV SPORTPRAXIS TOP

Dagmar Sternad

RICHTIG

Stretching

blv

Die Deutsche Bibliothek –
CIP-Einheitsaufnahme

Ein Titeldatensatz für diese Publikation
ist bei Der Deutschen Bibliothek erhältlich

BLV Verlagsgesellschaft mbH
München Wien Zürich
80797 München

BLV Sportpraxis Top

Neunte, durchgesehene Auflage

Herstellung und DTP: Rosemarie Schmid
Druck: Appl, Wemding
Bindung: Conzella, Urban Meister,
München

Gedruckt auf chlorfrei gebleichtem Papier

Printed in Germany • ISBN 3-405-15790-0

Bildnachweis
Alle Fotos von Ulli Seer, außer:
Dieter Birkner S. 94, 95, 97, 98
Robert Srzentic S. 96, 99, 100/101, 102, 103, 104, 105

Grafik: Jörg Mair

Titelbild: Ulli Seer
Rückseitenbild: Ulli Seer

Umschlaggestaltung: Joko Sander
Werbeagentur, München

Inhalt

Einführung 7

Was ist Stretching? 8
Dehnen – und noch mehr 8

Anatomie und Physiologie 11

Gelenke und Bänder 11
Aufbau eines Gelenks 11
Wirkungsweise von Stretching 12
Muskeln, Sehnen, Bindegewebe 12
Anatomischer Aufbau 13
Welche Vorteile bringt Stretching? 13
Das Nervensystem 14
Das animalische Nervensystem 15
Welche Vorteile bringt Stretching? 16
Das vegetative Nervensystem 16
Wie wirkt Stretching? 17
Die Atmung 18
Der Atmungsvorgang 18
Die Bedeutung richtiger Atmungstechnik 19
Wie kann Stretching die Atmung verbessern? 20

Wissenswertes zum Training 21

Dehnungsmethoden 21
Dehnungsreflex und autogene Hemmung 21
Vorgehen bei Stretching 23
Die PNF-Methode 24
Stretching und Erwärmung 25
Stretching zum Erwärmen 25
Stretching als eigenständige Körperschulung 26
Stretching zum Abwärmen 26
Training – wann, wie und wo? 27
Wann soll man stretchen? 27
Wie lang soll ein Stretchingtraining dauern? 27
Wie oft soll man Stretching üben? 28
Wo kann man Stretching üben? 28
Welche Kleidung ist geeignet? 28
Ist Musikbegleitung empfehlenswert? 28

Zur Vorbereitung und Ergänzung 30

Entspannen will gelernt sein 30
Entspannen in der Rückenlage 30
Tiefmuskelentspannung 30
Die Tiefatmung 31
Tipps zur guten Haltung 32
Hinweise zur Trainingsdurchführung 34
Ratschläge und Anregungen für Übungsleiter 35

Übungsteil 37

Stretching aller Muskelgruppen 37
Hals- und Nackenmuskulatur 38
Arm- und Schulterbereich 40
Unterarmmuskulatur und Hände 48
Seitliche Rumpfmuskulatur 50
Rückenmuskulatur 54
Vordere Rumpfmuskulatur 58
Gesamte Rumpfmuskulatur 64
Vordere Oberschenkelmuskulatur 68
Innere Oberschenkelmuskulatur 74
Rückwärtige Beinmuskulatur 80
Unterschenkelmuskulatur und Füße 88
Stretching beim Laufen 94
Stretching beim Aufwachen 100
Stretching zu zweit 106
Spezielle Übungsprogramme 117
Übungen für Anfänger 118
Übungen für Geübte 122
Freude am Bewegen 126

Einführung

Im Jahre 1987 wurde dieses Buch zum ersten Mal aufgelegt. Damals war Stretching eine Neuheit, die aus den Vereinigten Staaten im Fahrwasser von Aerobic nach Deutschland kam. Erfolgreich hat es über all diese Jahre hinweg Kommerzialisierungsversuchen getrotzt und sich als Trainingsmethode etabliert. War Flexibilität vor über 20 Jahren noch Luxus oder persönlicher Ehrgeiz, so wird sie jetzt in ihrer Bedeutung voll anerkannt. Stretching, und damit Beweglichkeit und Dehnfähigkeit, ist zu

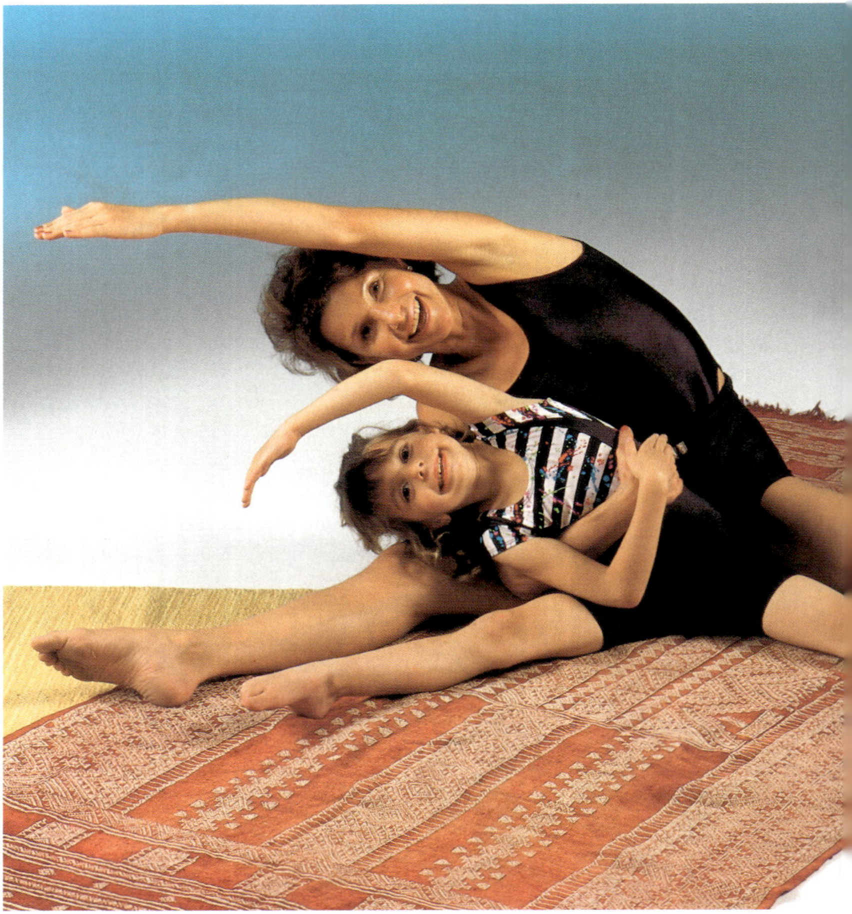

einem wesentlichen Bestandteil einer allgemeinen Gesundheit geworden und in jedem Sporttraining als leistungssteigernde und verletzungsvorbeugende Maßnahme anerkannt. Die Tatsache, dass dieses Buch nun zum achten Mal in völlig überarbeiteter Form aufgelegt wurde, ist ein Zeugnis für diese Entwicklung.

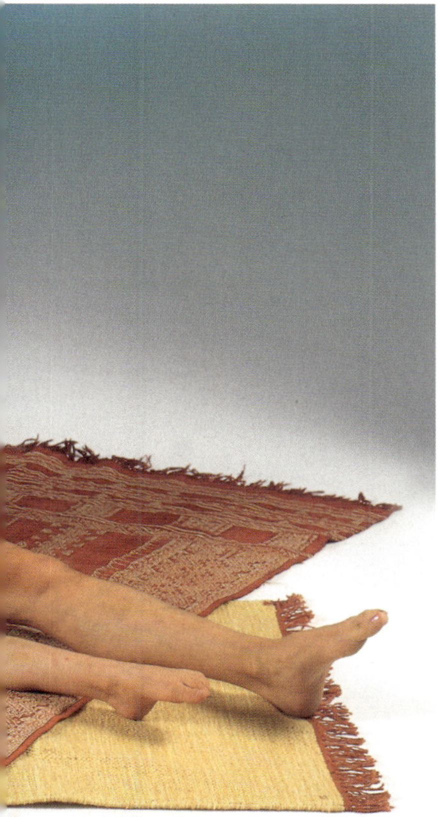

Zur Zeit der ersten Auflage war ich Lehrkraft am Sportzentrum der Technischen Universität München und habe aktiv im Studenten- und Hochschulsport unterrichtet und an vielen anderen Stätten, einschließlich Rundfunk und Fernsehen, Kurse und Demonstrationen gegeben. Es war damals selbstverständlich, dass ich für den Übungsteil selbst Modell stand, zusammen mit meiner damaligen Studentenkollegin Susanne Mölter. Nun, 13 Jahre später, ist Susanne Mutter dreier Kinder und ich habe inzwischen eine Professur in Bewegungslehre an der Pennsylvania State University in den Vereinigten Staaten und bin »Mutter« vieler Studenten geworden. So kam die Frage auf, wer für die Neuauflage Modell stehen sollte? Nachdem wir beide heute wie damals Gymnastik betreiben und auch noch gelegentlich unterrichten, kam der Gedanke auf, warum nicht wieder das gleiche Team? So sind die Fotos in diesem Buch wieder von uns beiden – und natürlich mit unseren männlichen Modellen Thomas und Klaus. Bewusst habe ich eine Kombination von aktuellen und alten Fotos (zum Beispiel S. 94 und S. 100/101) zusammengestellt. Das Bild links zeigt Susanne mit Nachwuchs, der ganz offensichtlich ebenso in die gleiche Richtung strebt. Ich hoffe, dass diese kleine persönliche Anmerkung als Anreiz dient, sich mit diesem Buch gesund und wohl zu strecken – über viele Jahre hinweg.

Dagmar Sternad

Was ist Stretching?

Stretching von »to stretch« heißt dehnen oder strecken – aber das ist den meisten sicherlich schon bekannt. Aber wieso dann unbedingt das dem Englischen entlehnte »Stretching« und nicht ganz einfach dehnen? Mit der Bezeichnung Stretching hat sich eine ganz bestimmte Form des Dehnens etabliert, die langsam und entspannt ausgeführt wird, im Gegensatz zu einem federnden oder sogar ruckhaften Dehnen. Aber unter Stretching verstehe ich noch etwas mehr. Die Besonderheit, vielleicht sogar seine Faszination besteht darin, dass es von modernen trainingswissenschaftlichen Erkenntnissen eine Brücke zu uralten elementaren Bewegungsformen schlägt und mit dieser Verbindung genau den Bedürfnissen unserer heutigen Gesellschaft entgegenkommt. Wie das zu verstehen ist, soll auf den folgenden Seiten zur Sprache kommen. Aber bevor viele Worte *über* Stretching verloren werden, *stretchen Sie sich erst einmal selbst!*
Dazu greifen wir eine ganz einfache Übung heraus (Grundübung 2, S. 38), die jeder, ohne Vorbereitung, gleich jetzt beim Lesen ausprobieren kann.

- Setzen Sie sich mit geradem Rücken auf einen Stuhl.
- Nun Schultern und Arme ganz schwer und entspannt hängen lassen.
- Tief und ruhig atmen.
- Mit dem Ausatmen den Kopf mit Blick nach vorne langsam zur rechten Seite legen.
- In dieser Stellung *verbleiben* und ruhig atmen.
- Die Dehnung nun etwas verstärken, indem die linke Schulter leicht nach unten zieht. Der Zug sollte immer noch als *angenehm* empfunden werden.
- Richten Sie den Kopf *langsam* wieder gerade und wiederholen Sie die Übung zur anderen Seite.

Fühlen Sie die leichte Spannung am Hals, wie es in der Muskulatur arbeitet und wie sich Wärme ausbreitet? Wenn Sie eine gewisse Zeit in dieser Position verbleiben, spüren Sie vielleicht, wie das Ziehen sogar nachlässt. Merken Sie, wie Sie durch bestimmte Hinweise – wie hier das Gegenziehen mit der Schulter – die Dehnung fühlbar verstärken, verändern und sich vor allem auch derer bewusst machen können? Wie ruhiges Atmen die Entspannung der gedehnten Muskeln fördert und dass sich nach dem Dehnen ein warmes, entspanntes Gefühl ausbreitet?
Doch wahrscheinlich braucht all das noch etwas Übung, ausführlichere Anleitung und einen etwas tieferen Einblick. Genau dabei will dieses Buch helfen.

Dehnen – und noch mehr

Stretching ist also eine Form von Körperübungen, mit welchen in erster Linie die Muskeln gedehnt und die Gelenke beweglich gehalten werden. Stretching ist aber dennoch nicht gleichbedeutend mit Dehnen, da die Trainingslehre mehrere Dehnmethoden unterscheidet, Stretching aber nach einer ganz bestimmten Methode vorgeht. Die Dehnungsübungen, so wie man sie aus der traditionellen Gymnastik kennt, sind *dynamische,* federnde Bewegungen, die leider allzu oft in verkrampftes Zerren ausarten. Stretching hingegen geht *statisch* vor, was bedeutet, dass die Dehnungsstellung einige Zeit beibehalten wird.

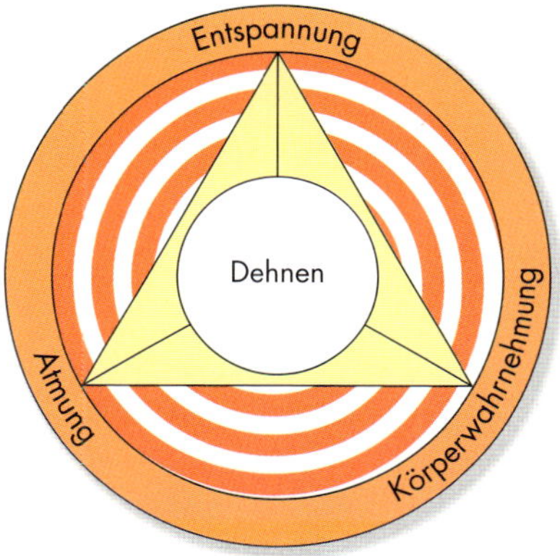

Abb. 1 Stretching: Dehnen im Spannungsfeld von Atmung, Entspannung und Körperwahrnehmung

Mit Stretching bezeichnet man gehaltenes Dehnen.

Nach neueren Erkenntnissen in der trainingswissenschaftlichen Forschung bringt diese Methode die größeren Vorteile für eine geschmeidige Muskulatur; daher wird sie mittlerweile zunehmend im Leistungssport zur Verbesserung der sportlichen Technik wie auch zur Verletzungsvorbeugung eingesetzt. Für den sportlichen Anfänger ist es der schonendere und damit körpergerechtere Weg, seinen Körper zu dehnen.

Stretching aber bedeutet noch wesentlich mehr als nur ein Dehnen der Muskulatur. In seiner ruhigen Ausführung fördert es auf ideale Weise die körperliche, geistige und auch seelische *Entspannung* – und gerade dies ist ein überaus wichtiger Faktor in einem Alltag, der immer mehr Anspannung rund um die Uhr fordert. Gegenüber den rein meditativen Entspannungstechniken hat Stretching dazu den Vorteil, dass die konkret fühlbaren Dehnungen es erleichtern, die Gedanken weg von Alltagsproblemen hin zum eigenen Körper zu lenken. So wirkt Stretching beruhigend und entkrampfend, was sich seinerseits wieder positiv auf die Dehnungsfähigkeit der Muskulatur auswirkt.

Stretching fördert die Entspannung.

In enger Wechselwirkung zur Entspannung steht die *Atmung*. Versuchen Sie nur einmal, bewusst tief einzuatmen und dann ganz langsam die Luft wieder ausströmen zu lassen. Sie werden erstaunt sein, wie beruhigend ein einziger solcher Atemzug wirkt. Kurzatmigkeit ist ein untrügliches Zeichen für Hast, Unruhe und Unausgeglichenheit. Genauso wie das bewusste Entspannen ist auch das tiefe, freie Atmen keine Selbstverständlichkeit mehr. In Verbindung mit dem Entspannen kann Stretching die Atemtechnik schulen. Hinzu kommt, dass Stretchingübungen mögliche Verspannungen und Versteifungen des Brustkorbes lösen und so den Weg für ein natürliches und erfrischendes Atmen bereiten.

Stretching verbessert die Atemtechnik.

Ein letzter, aber ganz wesentlicher Gesichtspunkt, dem oft viel zu wenig Aufmerksamkeit geschenkt wird, ist die *Körperwahrnehmung* oder auch das *Körperbewusstsein*. Grundlage einer natürlichen und gesunden Lebensweise ist, im Einklang mit seinem Körper zu leben und auf die Signale seines Körpers zu hören.
Dafür muss man jedoch seinen Körper zuerst spüren, und hierzu sind leider viele Menschen heute nicht mehr in der Lage. Bei stundenlangem Sitzen im Büro oder im Auto und den wenigen, oft stereotypen Alltagsbewegungen versinkt der Körper in eine Taubheit, aus der er nur noch erwacht, wenn sich Schmerzen bemerkbar machen.

Mit Stretching kann man seinen Körper wieder fühlen und erleben lernen, ja neu entdecken. Durch diese speziellen Dehnübungen wird die Tiefensensibilität geweckt und damit der Kontakt zum Körper wieder hergestellt.
Diese zum größten Teil ungewohnten Körperübungen erweitern außerdem das Bewegungsspektrum und verbessern damit die Ausdrucksfähigkeit und die »Sprache« des Körpers.

Stretching fördert die Körperwahrnehmung und verbessert den Körperausdruck.

Ausdrucksstarke, geschmeidige Bewegungen strahlen eine wohltuende Harmonie zwischen Körper und Geist aus und sind auf eine natürliche Weise schön.

Anatomie und Physiologie

Stretching kann nicht nur die Leistung von Sportlern verbessern, es kann auch sportlich gänzlich Ungeübten zu Wohlbefinden und Vitalität verhelfen. Unabhängig von Alter, Leistungs- und Trainingszustand bringt Stretching Vorteile für jeden.
Dass dies keineswegs ideologisch verbrämte Heilsversprechungen sind, soll ein Einblick in die physiologischen und anatomischen Zusammenhänge zeigen. Aber auch für die bewusste Ausführung und das nötige Feingefühl bei Stretching ist ein Verständnis dieser Zusammenhänge hilfreich. Im Folgenden wird die Wirkungsweise von Stretching auf

- Gelenke und Bänder,
- Muskeln, Sehnen, Bindegewebe,
- das Nervensystem und
- die Atmung

beschrieben. Aufbauend auf einer kurzen allgemeinen Einführung sollen die jeweiligen Einflussmöglichkeiten von Stretching erläutert werden.

Gelenke und Bänder

Die vielfältigen Bewegungen unseres Körpers sind nur durch die unzähligen Gelenke möglich, die unser Knochenskelett zu einer funktionalen Gliederkette zusammenfügen. Welche Bedeutung jedes einzelne Gelenk für uns hat, wird uns vor allem bei einer Verletzung bewusst; so legt ein Gipsverband zwar oft nur ein Gelenk still, schränkt aber unseren Aktionsradius und unsere Beweglichkeit erheblich ein. Da die Funktionsfähigkeit eines Gelenks direkt von seiner Beanspruchung abhängt, ist Bewegung und Beweglichkeit lebensnotwendig.
Wird ein Gelenk nur mangelhaft, einseitig oder überhaupt nicht belastet, büßt es zunehmend an Beweglichkeit ein und versteift am Ende. Stretching ist eine ausgewogene Form der Bewegung, da es alle Gelenke behutsam und über das alltägliche Bewegungsmaß hinaus beansprucht.

Aufbau eines Gelenks

Ein Gelenk ist die bewegliche Verbindung von zwei Knochen. Die Knochenenden sind von einer festen Knorpelschicht überzogen, die ein Gleiten der Gelenkflächen aufeinander ermöglicht und die Knochensubstanz dabei schützt. Eine Kapsel aus festem Bindegewebe umschließt und schützt den Gelenkspalt. An der Kapselinnenschicht, die viele kleine Faltungen und Ausstülpungen aufweist, wird eine Flüssigkeit (Synovia) produziert und in den Gelenkspalt abgegeben; diese »Gelenkschmiere« vermindert den Reibungswiderstand an den Gleitflächen. Die Außenschicht der Gelenkkapsel ist fest mit den Bändern verwachsen, die dem Gelenk die notwendige Stabilität verleihen (Abb. 2).

Abb. 2
Schematisierter Aufbau eines Gelenks

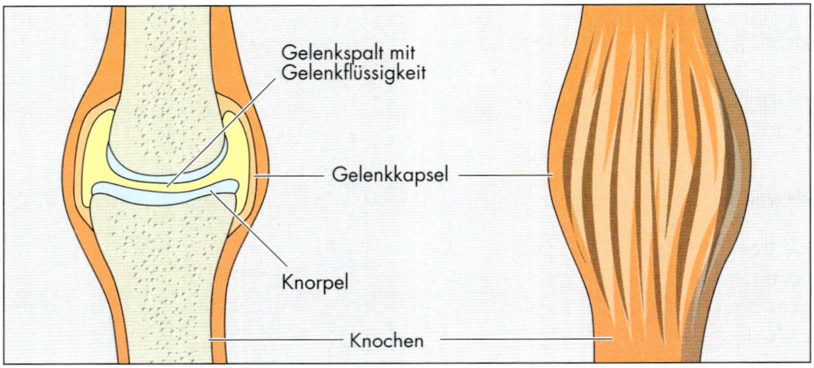

Wirkungsweise von Stretching

- Es stellt einen Ausgleich bei einseitiger und mangelnder Belastung dar,
- beugt bei degenerativem Funktionsverlust im Alter vor und
- optimiert die Beweglichkeit der Gelenke – gleichermaßen wichtig für Leistungs- und Freizeitsportler.

Zunächst stimuliert Stretching, wie auch jede andere Art von Bewegung, die Produktion der Synovia und »schmiert« somit das Gelenk. In ganz besonderem Maße aber aktiviert Stretching durch die langsamen Gleitbewegungen mit ihren sanften Druckveränderungen die Versorgung der Knorpelschicht. Bei eingeschränkter Bewegung oder Inaktivität bildet sich das Knorpelgewebe wegen mangelnder Versorgung zurück und vermindert damit die mögliche Schwingungsweite. Stretching kann eine solche Rückbildung des Knorpelüberzugs verhindern und dazu beitragen, eine optimale Bewegungsamplitude zu erhalten. Aus dem gleichen Grunde lassen auch einseitige Stoßbelastungen, wie sie z. B. beim Laufen auftreten, die Knorpelschicht spröde und dünn werden. Stretching kann daher ein Lauftraining ideal ergänzen (siehe auch S. 94 ff.).

Die gefältelte Innenwand der Kapsel neigt im Alter zur Verkalkung, und es besteht die Gefahr, dass sich freie Gelenkkörper bilden, die das Gelenkspiel schmerzhaft einengen. Stretching hält die Gewebestrukturen von Kapsel und Bändern elastisch und kann solchen Alterserscheinungen vorbeugen.

Muskeln, Sehnen, Bindegewebe

Die Muskulatur steht im Mittelpunkt des Interesses bei Stretching, da hier die größte Einflussmöglichkeit eines

Dehnungstrainings liegt. Um die Wirkung und später die Vorgehensweise von Stretching zu verstehen, soll kurz auf die Mikrostruktur der Muskeln eingegangen werden.

Anatomischer Aufbau

Bei Betrachtung eines **Skelettmuskels** unter dem Mikroskop ist zu erkennen, dass er sich aus vielen, parallel verlaufenden Untereinheiten in absteigender Größenordnung zusammensetzt. Die kleinste Einheit ist die kontraktile (zusammenziehbare) Faser, die aus einem System von ineinander greifenden Eiweißstrukturen besteht. Dieses Ineinanderverschieben erklärt, wie aus Abb. 3 ersichtlich ist, die hoch elastischen Eigenschaften der Muskelfaser. Jede dieser Fasern kann sich auf diese Weise *um ein Drittel verkürzen und auf das Doppelte verlängern.*

An beiden Enden gehen die Muskelfasern in die wesentlich zugfesteren **Sehnen** über, die sodann am Knochen ansetzen und die Kontraktionskraft auf das Skelett übertragen. In Ruhestellung sind die Sehnenfasern in kleine Wellen gelegt, die bei Dehnung nur ganz geringe Längenveränderungen zulassen.

Die Muskelfaserbündel, wie auch der ganze Muskelbauch, sind von **bindegewebsartigen Hüllen** umkleidet, die die Verschiebung dieser Einheiten untereinander gewährleistet. Dies ist notwendig, da sich nur bei kraftintensiven Bewegungen der gesamte Muskel verkürzt, nuancierte Bewegungen hingegen aus einer abgestuften Kontraktion bzw. Dehnung einzelner Muskelanteile entstehen.

Welche Vorteile bringt Stretching?

- Es hält Muskeln, Sehnen und Bindegewebe elastisch,
- schützt vor Zerrungen und Rissen, und
- hilft, Haltungsschwächen vorzubeugen und entgegenzuwirken.

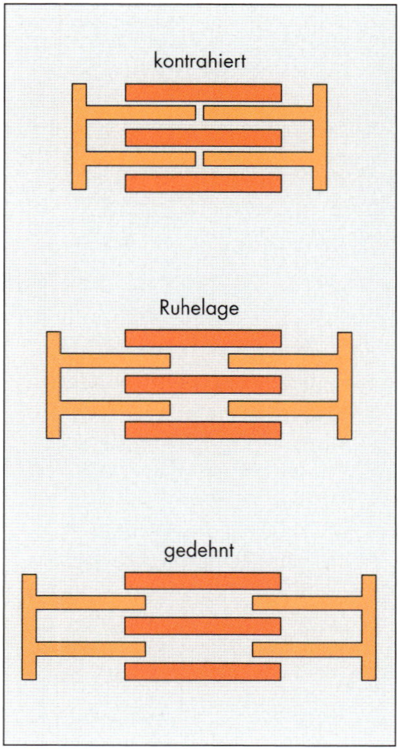

Abb. 3 Schematische Darstellung eines Abschnitts einer kontraktilen Faser in ihren verschiedenen Kontraktionsstufen

Die Muskelfasern passen sich sehr schnell den jeweiligen Anforderungen an. Bleibt ein Muskel längere Zeit aufgrund von Inaktivität oder nur mangelnder Bewegung ungenutzt und schlaff, verkürzen sich die Fasern entsprechend. Wird die Verkürzung des Muskels dauerhaft, wie das bei Haltungsfehlern der Fall ist, sprechen die Mediziner von Kontrakturen, die eine krankhafte Beeinträchtigung der allgemeinen Beweglichkeit darstellen. Auch hier ist Stretching eine wertvolle Hilfe, da es die Muskeln streckt und damit solchen Verkürzungen entgegenwirkt. Stretching hält die Muskelfaserstrukturen geschmeidig, und ein weicher, dehnungsfähiger Muskel ist schließlich auch weniger verletzungsanfällig.
Im Vergleich mit den Muskelfasern sind die Längenveränderungen der **Sehnen** bei Dehnung unwesentlich. Nur nach jahrelangem Training lassen sich auch Verlängerungen an den Sehnen feststellen. Dennoch hält Stretching die Faserstrukturen elastisch und beugt Verletzungen vor.
Alle **Bindegewebsschichten** müssen den Längenveränderungen des Muskels folgen. Flexibilität ist also nicht nur von der Elastizität von Muskeln und Sehnen abhängig, sondern auch von der Reibung dieser Gleitschichten. Bei mangelnder Bewegung verklebt dieses Bindegewebe und setzt jeder ungewohnten Bewegung einen mechanischen Widerstand entgegen, der letztlich sogar Schmerzen verursachen kann. Mit Stretching wird das reibungslose Gleiten dieser Schichten schonend geübt und der Widerstand im Gewebe reduziert. Die Folge ist, dass für »rundere« Bewegungen schließlich sogar weniger Energie benötigt wird.

Das Nervensystem

Stretching
- erweitert das Bewegungsspektrum,
- ermöglicht harmonischere Bewegungen,
- entwickelt ein natürliches Körperempfinden und
- entspannt und regeneriert den Körper.

Eine solche Aufzählung positiver Wirkungen mutet fast utopisch an. Und doch werden sie einleuchtend, wirft man einen Blick auf die Vorgänge des Nervensystems. Unser Nervensystem ist ein hoch kompliziertes Regulationssystem, das alle unsere Bewegungen, aber auch die Funktionen unserer Organe und Drüsen steuert. Sein reibungsloser Ablauf und harmonisches Zusammenspiel bestimmt Körperausdruck, organische Gesundheit und letztlich auch unseren Gemütszustand.
Funktionell sind zwei Bereiche zu unterscheiden:

1. das *animalische* oder *zerebrospinale Nervensystem*
2. das *vegetative* oder *autonome Nervensystem*

Das animalische Nervensystem

Weitgehend von unserem Willen dirigiert, regt das animalische Nervensystem die Skelettmuskeln an und bestimmt damit alle unsere zielgerichteten Bewegungen. Es besteht aus den äußeren und inneren Sinnesorganen, den Nervenfasern und den zentralen Schaltstellen in Gehirn und Rückenmark (Abb. 4).
Die äußeren Sinnesorgane, z. B. die Augen, aber auch die inneren Sinnesorgane, die in Haut, Muskeln, Gelenken und Sehnen sitzen *(Rezeptoren)*, nehmen Reize aus Umwelt und Körper auf und schicken sie über sensorische Nerven an Rückenmark und Gehirn. Dort werden diese Informationen nicht nur aufgenommen, sondern Bewegung wird hier auch selbständig geplant und ausgelöst. Über die motorischen Nerven werden dann deren Entscheidungen an die Skelettmuskeln weitergeleitet, die mit Kontraktion reagieren.
Dieser Informationsweg ist keineswegs so geradlinig, wie er hier erscheinen mag; vielmehr ist jede einzelne Muskelkontraktion das Resultat eines Bewegungsplans, der mit vielerlei Meldungen aus den Sinnesorganen abgewogen wird. Wenn man sich dazu vor Augen führt, dass jede normal Alltagsbewegung aus dem fein abgestimmten Zusammenspiel vieler solcher Kontraktionen besteht, wird die Leistung dieses Schaltsystems offenbar.
Jede neue Bewegung, die der Mensch im Laufe seines Lebens lernt, muss als eine solche Nervenleitung gebahnt bzw. »eingeschliffen« werden. Je häufiger eine Bewegung ausgeführt

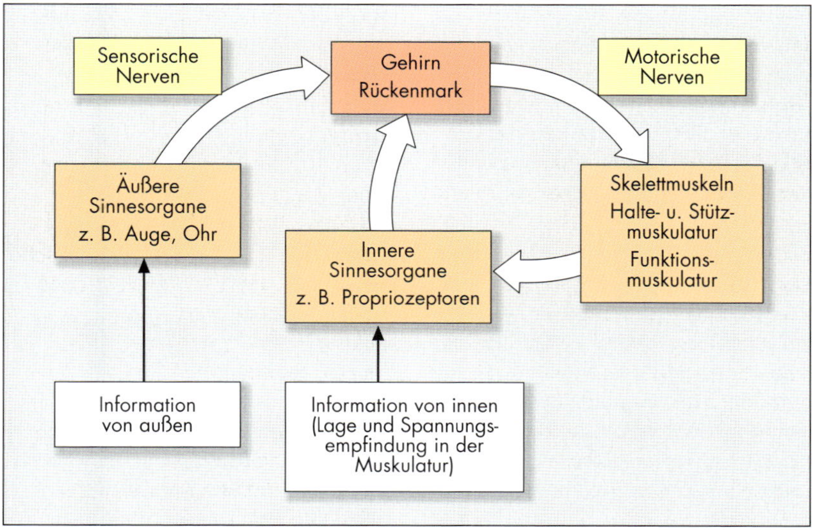

Abb. 4 Modell des Informationswegs im animalischen Nervensystem

wird, desto weniger Aufmerksamkeit muss ihr geschenkt werden, bis sie schließlich »automatisiert« abläuft. Dies ist eine Entlastung für die motorischen Zentren, die dadurch für andere, neue Bewegungen frei werden.
Hinzu kommt, dass eine eingeschliffene Bewegung weniger Kraftaufwand bedarf, da alle unnötigen Mitbewegungen ausgeschaltet sind.

Welche Vorteile bringt Stretching?

Jeder erwachsene Mensch eignet sich im Laufe der Zeit eine Reihe von automatisierten Bewegungsmustern an, mit denen er Beruf und Alltag bestreitet. Wie stereotyp und wenig anpassungsfähig diese Bewegungsroutine werden kann, merkt man erst, wenn man vor neue Aufgaben gestellt wird. Stretchingübungen stellen meist ungewohnte, nicht alltägliche Bewegungsaufgaben dar und erweitern somit das Bewegungsspektrum. Mit einer größeren Bewegungserfahrung können dann Alltagssituationen schneller, leichter und ökonomischer bewältigt werden.
Hinzu kommt, dass mit der umfassenderen Körperbeherrschung es zunehmend leichter wird, wieder neue Bewegungen zu lernen. Schließlich verbessert ein größerer Bewegungsreichtum und Erfahrungsschatz auch die Ausdrucksfähigkeit des Körpers und trägt somit wesentlich dazu bei, die Beziehung zur Umwelt differenzierter zu gestalten.

Die Körperwahrnehmung

Eine ganz wesentliche Wirkung von Stretching ist die Verbesserung des Körperbewusstseins. Dieses geht von den inneren Sinnesorganen, den Propriozeptoren, aus (siehe Abb. 4). Als feine Messfühler registrieren sie ständig Stellung und Lage der Körperteile zueinander wie zur Umwelt und bestimmen in ganz entscheidendem Maße unsere Haltung und Bewegung sowie das Gefühl für unseren Körper. Diese Körperwahrnehmung – man kann hier auch von Tiefensensibilität sprechen – ist außerordentlich wichtig. Leider ist sie aber durch eine gewisse Armut an Bewegungserfahrung oft »eingeschlafen«. Die in diesem Buch vorgeführten Übungen reizen diese Propriozeptoren, und durch die ruhige, ungestörte Konzentration auf die körpereigenen Empfindungen kann uns Stretching deren Funktion wieder bewusst machen. Stretching kann somit den Kontakt zum eigenen Körper wieder herstellen.

Körperwahrnehmung und Körperbewusstsein ist Grundlage für die Harmonie zwischen Körper und Geist.

Das vegetative Nervensystem

Parallel zum animalischen Nervensystem besitzen wir das vom Willen unabhängige, vegetative Nervensystem, das auf ähnliche Art unseren Körper mit Nervengeflechten durchzieht. Von ihm werden die Organfunktionen, die Drüsensekretion sowie Herz und Atmung kontrolliert. Mit Hilfe der Hormone beeinflusst es schließlich auch unsere Stimmungslage. Dieses Steuerungssystem wird in den Sympathikus und den Parasympathikus unterteilt, die sich in ihren Aufgaben gegenseitig ergänzen. Der sympathische Anteil unterstützt, mitunter über das Hormon Adrenalin, alle Vorgänge im Körper, die ihn zur Leistung befähigen:

- Die Frequenz von Herzschlag und Atmung wird erhöht,
- die Blutgefäße verengen sich, und der Blutdruck steigt,
- die Durchblutung des Verdauungstraktes wird zugunsten der Arbeitsmuskulatur eingeschränkt.

Überwiegt der Parasympathikus, werden die Leistungsbereitschaft gedämpft und alle Vorgänge begünstigt, die der körperlichen Regenerierung dienen:

- Die Frequenz von Herzschlag und Atmung sinkt,
- die Durchblutung der Bauchorgane wird zur Ankurbelung des Stoffwechsels forciert,
- die Einlagerung von Energiespeichern in Leber und Muskulatur wird begünstigt.

Im gesunden Zustand stehen beide Regelsysteme in einem ausgewogenen Gleichgewicht. Längerfristiger Stress und Leistungsdruck aber verlangen dauernde Leistungsbereitschaft und damit eine überproportionale sympathische Aktivität. Dieser Zustand wird als *vegetative Dystonie* bezeichnet und kann zu den unterschiedlichsten Krankheitssymptomen führen, die von Magenbeschwerden oder »nur« seelischer Unausgeglichenheit bis hin zu Herzrhythmusstörungen reichen.

Wie wirkt Stretching?

Ein Entspannungstraining wie Stretching wirkt einer chronischen Überaktivität des Sympathikus entgegen, indem es den Parasympathikus zu stimulieren sucht. Zwar ist der Zusammenhang zwischen Motorik und vegetativem Nervensystem noch weitgehend unerforscht, es wird aber doch eine wechselweise Einflussnahme beobachtet. Erwiesen ist zum Beispiel, dass Reize der Hautsensoren die Durchblutung des Magen- und Darmbereiches fördern können, d. h. also auf rein parasympathisch geregelte Bereiche einwirken. Dies bedeutet, dass durch Spannungen und Verschiebungen der Haut, wie sie extrem bei Stretching auftreten, solche autonomen Funktionen stimuliert werden. Auch durch die betont ruhige Atmung und damit den niedrigen Pulsschlag kann bei Stretching die parasympathische Aktivität begünstigt und eine regenerierende Wirkung erzielt werden. Die Energiespeicher werden aufgestockt und die Körperfunktionen laufen im »Schongang« ab. Wichtig für Stretching ist darüber hinaus, dass gleichzeitig der Spannungsgrad der

Muskulatur sinkt und der Muskel weich und dehnungsfähig wird.

Die Atmung

Auf den ersten Blick mag die Atmung für eine Dehnungsgymnastik nur von untergeordneter Bedeutung sein, denn messbare Auswirkungen auf die Lungenkapazität und die maximale Sauerstoffaufnahme, wie sie bei kraft- und luftraubenden Sportarten auftreten, lassen sich nach Stretching sicher nicht nachweisen. Dennoch zeigt sich, dass Stretching für eine tiefe und damit erfrischende Atmung sehr wohl viel zu tun vermag.

Der Atmungsvorgang

An der Atmung beteiligt sind die Nase bzw. der Mund, der Rachen, die Luftröhre mit den Bronchien und schließlich die Lunge. Letztere kleidet den Innenraum des Brustkorbs aus und wird zur Bauchhöhle hin vom Zwerchfell begrenzt. Die Ein- und Ausatmung ist ein aktiver, rhythmischer Kontraktionsvorgang der Atemmuskulatur, der normalerweise von vegetativen Zentren unbewusst gesteuert wird. Hauptatemmuskeln sind das Zwerchfell, ein starker, ringförmiger Muskel, sowie die Zwischenrippenmuskulatur, die mit schräg verlaufenden Zügen die Rippen verbindet,

Abb. 5 Bewegungen des Brustkorbs beim Ein- und Ausatmen

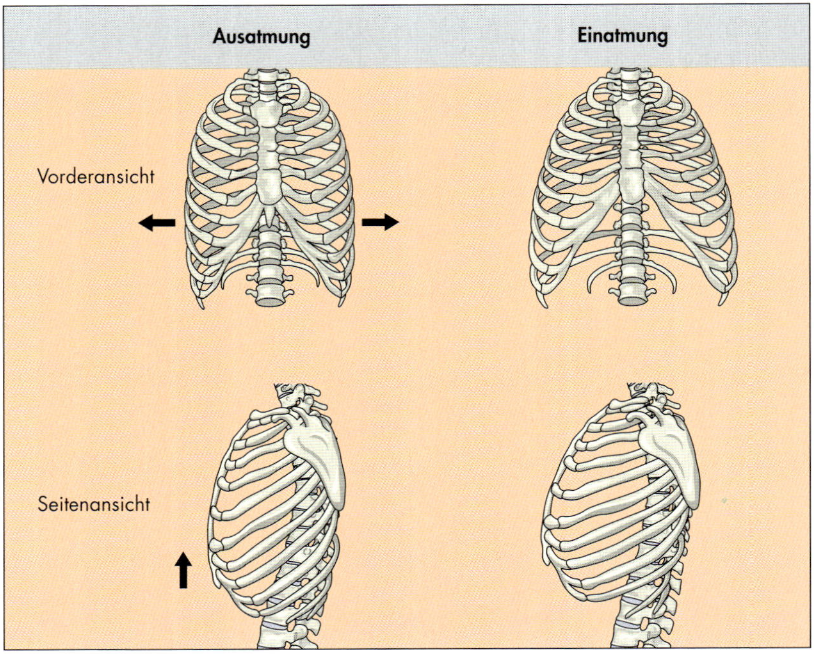

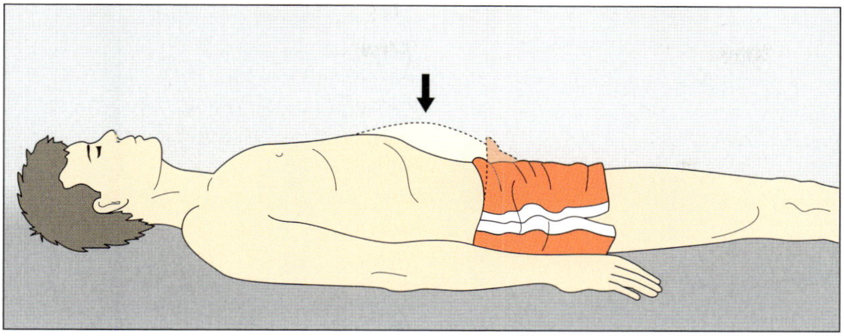

Abb. 6
Sichtbares Heben und Senken der Bauchdecke bei der Bauch- oder Zwerchfellatmung

und schließlich die Bauchmuskulatur. Bei größeren körperlichen Anstrengungen übernimmt noch eine Vielzahl weiterer Muskeln, vor allem im Schultergürtelbereich, Hilfsfunktionen. Viele Gelenksverbindungen zwischen Brustbein, Rippen, Wirbeln und Schlüsselbein ermöglichen die Erweiterung und Verkleinerung des Brustkorbs beim Ein- und Ausatmungsvorgang (Abb. 5).

Die Bedeutung richtiger Atmungstechnik

Entsprechend der beteiligten Muskulatur unterscheidet man drei Atmungsarten:

1. Bauch- oder Zwerchfellatmung
2. Rippen- oder Brustatmung
3. Schlüsselbein- oder Lungenspitzenatmung

Während die Zwerchfellatmung die Lungenbasis belüftet, erweitert ein Heben des Brustkorbs den mittleren Lungenbereich, und mit einem Hochziehen der Schlüsselbeine erhalten die Lungenspitzen Sauerstoff. Alle drei Atmungsformen sind wichtig und greifen bei optimaler Atmung in einer Art Wellenbewegung ineinander über.
Dennoch nimmt die **Bauchatmung** (Abb. 6) eine Schlüsselrolle ein, da der rhythmische Druckwechsel von Bauch- und Zwerchfellmuskel eine beständige, natürliche Massage für die Eingeweide darstellt und ein kräftiger Motor für die Blutzirkulation ist.
Gerade diese Atmungsweise verkümmert beim Zivilisationsmenschen zusehends. Durch die vorwiegend sitzende Arbeitsweise der meisten Menschen wird der Bauch stundenlang zusammengedrückt und dadurch bewegungs- und gefühllos. Zusätzlich schnürt die Mode Frauen wie auch Männern buchstäblich die Luft ab.
Es ist kein Wunder, wenn der Körper darauf mit vielerlei Funktionsstörungen reagiert:

- Mangelnde Blutversorgung von Leber, Galle und Milz oder auch Blutstauungen in dieser Region beeinträchtigen deren Tätigkeit.

- Der Verdauungsvorgang in Magen und Darm wird blockiert.
- Ungenutzte Lungenanteile bei oberflächlicher Atmung werden auf Dauer unelastisch und sind bei erhöhtem Sauerstoffbedarf nicht mehr einsatzbereit.

Weniger bekannt ist die Wirkung der Bauchatmung auf das Sonnengeflecht, einem vegetativen Nervennetz in der Magenregion, das maßgeblich unsere Stimmungslage beeinflusst.

Eine vollständige, tiefe Atmung ist für die körperliche Leistungsfähigkeit wie auch für das seelische Gleichgewicht unerlässlich.

Wie kann Stretching die Atmung verbessern?

- Stretching hält den Brustkorb beweglich und die Atemmuskulatur sowie die Lunge elastisch.
- Stretching bietet die Möglichkeit, den Atem bewusst zu schulen.

Eine der größten Gefahren für eine ungehinderte Atmungsbewegung sind Haltungsschwächen oder -schäden. Aber auch nur eine nachlässige Körperhaltung, wie das Hängenlassen der Schultern, verspannt und verkürzt nach einiger Zeit die Muskeln und lässt die Gelenke schließlich versteifen. Freie Gelenksbeweglichkeit an Schultergürtel und Brustkorb ist aber, wie aus Abb. 5 zu ersehen ist, eine notwendige Voraussetzung für die Brustatmung. Stretching kann mit seinen zahlreichen Dehnungen des Schultergürtels und der Rumpfmuskulatur solchen »Nachlässigkeiten« begegnen. Viele der Stretchingübungen strecken oder komprimieren die Lunge, manchmal sogar über das aktiv erreichbare Maß hinaus. Dadurch werden auch die letzten Winkel der Lunge belüftet und elastisch gehalten. Richtiges Atmen hat aber auch seinerseits eine positive Wirkung auf das Dehnen. Wie in dem vorangehenden Abschnitt erwähnt, stehen Atemtiefe und -frequenz mit dem vegetativen Nervensystem in Verbindung. Tiefes Atmen, vor allem ein langsames Ausatmen, kann die Entspannung des Körpers fühlbar herbeiführen. Richtiges Atmen ist insgesamt gesehen so wichtig für das Gesamtbefinden, dass es schon als Selbstzweck immer wieder geübt werden sollte. Stretching bietet dafür eine ideale Gelegenheit!

Wissenswertes zum Training

Die Grundlagen aus Anatomie und Physiologie sollten die vielfältigen Wirkungsbereiche von Stretching anschaulich machen. Im Folgenden wird auf spezielle Fragen über das »Wie« und »Warum« von Stretching eingegangen.

Dehnungsmethoden

Die Trainingslehre unterscheidet mehrere Trainingsmethoden:

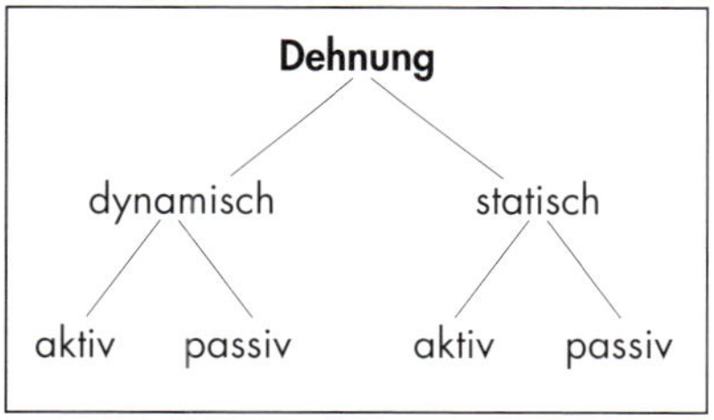

Bei der **dynamischen** Methode tastet man sich durch Federn oder Wippen schrittweise an die Dehnungsgrenze heran. Beim **statischen** Dehnen hingegen wird die Dehnungsstellung gehalten.
Beide Methoden können auf aktive und passive Art geschehen: Während die **aktive** Dehnung eines Muskels durch die Kontraktionskraft des muskulären Gegenspielers bewirkt wird, wird die **passive** Dehnung ohne eigene muskuläre Leistung mit Hilfe eines Gerätes oder Partners ausgeführt.

»Stretching« bezeichnet das statische, aktive Dehnen.

Daran anschließend sollen sofort zwei Missverständnisse aus dem Weg geräumt werden:

1. Stretching als Dehnungsmethode ist demnach nichts absolut Neues. Neu ist jedoch die Verbindung mit bewusster Atmung und entspannter Körperwahrnehmung, welche es zu einer eigenständigen Form der Körperschulung macht. Mit dieser ganzheitlichen Ausrichtung ergeben sich durchaus Überschneidungen mit Yoga und autogenem Training.
2. Das traditionelle, dynamisch-federnde Dehnen ist, behutsam ausgeführt, keineswegs als Trainingsmethode abgeschafft. Es existiert als *Alternative* weiter, allerdings mit *anderen Wirkungen und Vorteilen* als Stretching.

Dehnungsreflex und autogene Hemmung

Wahrscheinlich hat jeder schon diesen Widerstand in der Muskulatur gespürt, der sich beispielsweise bei einer Oberkörpervorbeuge aufbaut und mit zunehmender Dehnung stärker und schließlich schmerzhaft wird. Um zu verstehen, was dabei in den Muskeln vor sich geht, blicken wir

nochmals mit dem Mikroskop in die kleinsten Einheiten des Muskels.
Zu Beginn einer Dehnung geben die kontraktilen Elemente in der Muskelfaser nach, da sie sich leicht verformen lassen. Erst bei fortgesetztem Zug baut sich eine Hemmung auf, die durch ein Signal aus der Muskelspindel reflektorisch ausgelöst wird. Diese **Muskelspindeln** sind kleine, parallel zu den Muskelfasern eingelagerte Registrierorgane, die an jeder Längenveränderung des Muskels teilnehmen. Ab einem bestimmten Spannungsreiz reagiert die Muskelspindel mit einem Impuls. Dies ist ein Signal, das den Muskel vor Überdehnung und Rissen warnt. Die gleiche Aufgabe haben die **Sehnenspindeln**, auch Golgi-Organe genannt, die am Übergang zwischen Muskel- und Sehnenfasern sitzen und als Sensoren für die Spannung der Sehne wirken. Da sowohl bei Kontraktion als auch bei Dehnung ein Zug auf die Sehne ausgeübt wird, reagieren die Sehnenspindeln in beiden Fällen mit einem Impuls. Ihre Reizschwelle liegt jedoch höher als die der Muskelspindeln.
Wird nun ein Muskel gedehnt, so ist dies zunächst ein Reiz für die Muskelspindel, und der sog. **Dehnungsreflex** wird ausgelöst. In einem *einfachen Reflexbogen* geht die Meldung an das Rückenmark, das unter sofortiger Umschaltung, d. h. ohne Einbeziehung des Gehirns, einen Impuls zur Kontraktion in den betreffenden Muskel ausschickt (Abb. 7).
Wenn die Dehnung dennoch über diesen ersten Widerstand hinaus geht, z. B. durch äußere Einwirkung, tritt die Sehnenspindel über einen ähnlichen Reflexbogen in Aktion. Im Gegensatz zur Muskelspindel bewirkt diese jedoch eine Hemmung der reflektorischen Kontraktion, und der Muskel erschlafft *(autogene Hemmung)*. Sinn dieser Erschlaffung ist es, dem Muskel noch eine gewisse Dehnungsreserve zu geben, bevor er reißt. Die Reizschwelle, an der diese Rezeptoren in Aktion treten, ist weitgehend vom Bewegungsausmaß abhängig. Bei mangelnden oder auch »eingefahrenen« Bewegungen sinken die Sollwerte der Messfühler, und die Muskeln reagieren auf jede ungewohnte Dehnung hoch empfindlich. Die Folge ist, dass man seine Bewegungen noch weiter einschränkt – schließlich wird man steif und unbeweglich. Oft genügt dann nur eine geringe Überdehnung, um eine

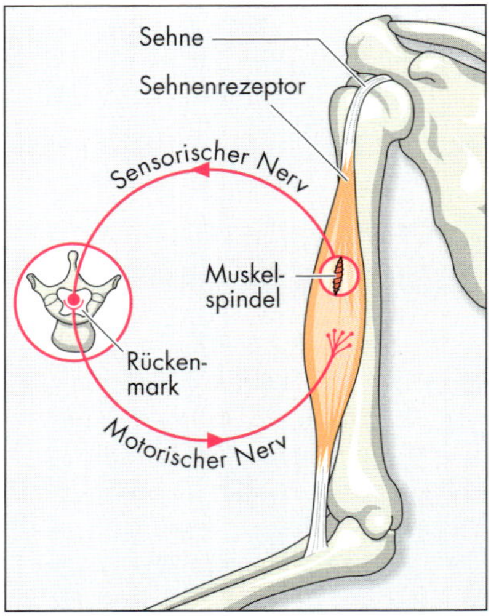

Abb. 7 Reflexbogen des Dehnungsreflexes

Alarmreaktion des Dehnungsreflexes auszulösen, und eine überstarke Kontraktion reißt den Muskel am Sehnenansatz ab. Auch ein ungenügendes Zusammenwirken der Reflexmechanismen oder einfach nur die mangelnde Elastizität kann schnell eine Zerrung verursachen.

Gezieltes Dehnen versucht, die Reizschwelle der Reflexmechanismen zu erhöhen, deren Zusammenspiel zu üben und dadurch den Muskel geschmeidig zu machen.

Vorgehen bei Stretching

Betrachtet man Stretching von dieser neurophysiologischen Seite, so lässt sich, aufbauend auf den beschriebenen Reflexvorgängen, folgende Vorgehensweise ableiten:

Die Dehnungsstellung wird langsam eingenommen

Die Längenmessempfindlichkeit der Muskelspindeln kann sich bis zu einem bestimmten Grad anpassen. Dieser Anpassungsvorgang, der nach komplizierten neurophysiologischen Mechanismen abläuft, braucht eine gewisse Zeit. Hinzu kommt, dass die Muskelspindeln bei schneller Längenänderung stärker reagieren. Bei schnellem, ruckartigem Dehnen setzt daher der Dehnungsreflex früher ein. Deshalb soll die Dehnung langsam begonnen und ebenso langsam beendet werden.

Die Dehnungsstellung wird gehalten

Wird die Dehnungsstellung gehalten, so erlahmen nach etwa 6–8 Sekunden die Impulse der Muskelspindeln. Fühlbar ist dies als ein Nachlassen der Spannung. Der Muskel wird weicher, so dass die Dehnung nach dieser Zeit noch etwas verstärkt werden kann und etwa weitere 10–20 Sekunden beibehalten werden soll. ANDERSON, einer der Pioniere des Stretching, nennt die erste (leichte) Phase »easy stretch«, die zweite (fortgeschrittene) Phase bezeichnet er als »development stretch«.
Zu den Zeitangaben liegen allerdings viele verschiedene und teils widersprüchliche Aussagen vor. Viel wichtiger jedoch als ein Zählen von Sekunden ist es, Spannung und Entspannung im Muskel *erfühlen* zu lernen.

Sekundengenaue Instruktionen zum Halten des Stretches dürfen das bewusste Einfühlen in die Spannungsvorgänge des Muskels nicht ersetzen. Eine Stoppuhr hat bei Stretching nichts zu suchen!

Wichtig ist es, entsprechend diesem *individuellen Gefühl* die Dehnung zu dosieren, so dass zwar eine Spannung spürbar ist, sich aber kein unangenehmes Empfinden, Zittern oder sogar Schmerz einstellt. Nur so wird ruhiges, entspanntes Dehnen möglich.

Stretching ist entspanntes Dehnen

Zwischen Muskel- und Sehnenspindeln besteht ein weiterer wesentlicher

Unterschied: Während die Rezeptoren in den Sehnen nur die Spannungsänderung messen, sind die Muskelspindeln ihrerseits von speziellen zuführenden Nerven versorgt (Abb. 8). Diese sog. Gamma-Neurone umschlingen kleine, in den Muskelspindeln verlaufende Muskelfasern, die sich ebenso kontrahieren können. Ist die Aktivität der Gamma-Neurone hoch, sind diese innerhalb der Muskelspindel befindlichen Fasern verkürzt und reagieren daher wesentlich empfindlicher auf Längenveränderungen des Wirtmuskels. Der Dehnungsreflex tritt somit früher ein. Die Gamma-Aktivität wird vom zentralen Nervensystem gesteuert und hängt von der allgemeinen körperlichen und seelischen Anspannung ab. Aus dem gleichen Grund ist nach körperlicher Belastung die Elastizität der Muskeln fühlbar herabgesetzt, da viele Kontraktionen diese Muskelspannung erhöht haben. Daher sollte man sich immer um eine entspannte Atmosphäre bemühen.

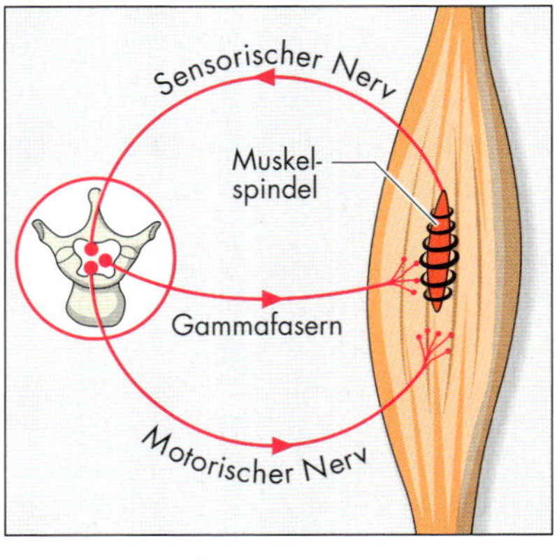

Abb. 8
Die Aktivität der Gammafasern beeinflusst die Reizschwelle der Muskelspindel.

Die PNF-Methode

Der Vollständigkeit wegen soll auch die PNF-Methode (proprioceptive neuromuscular facilitation) Erwähnung finden, obwohl sie für eine ganzheitliche Körperschulung, als das Stretching hier verstanden wird, zu kompliziert ist. Da es aber die Reflexvorgänge am konsequentesten nutzt, erzielt es erwiesenermaßen die schnellsten Fortschritte und wird als gezieltes Dehnungstraining im Leistungssport wie auch in der Rehabilitation eingesetzt. PNF-Stretching läuft in fünf Schritten ab:

1. Zuerst wird die Muskelgruppe so weit wie möglich gedehnt.
2. Sodann wird diese Muskelgruppe maximal isometrisch für etwa 6–10 Sekunden angespannt. Dazu braucht man meist ein Gerät oder einen Trainingspartner, der Widerstand bietet.
3. Bei gleicher Gelenkstellung wird der Muskel 2–4 Sekunden entspannt.
4. Nach dieser kurzen Pause wird noch etwas weitergedehnt.
5. Die erreichte Endposition wird nochmals 10 Sekunden gehalten.

Dieser Vorgang soll dreimal wiederholt werden.
Durch die isometrische Anspannung des gestreckten Muskels entwickelt sich ein starker Spannungsreiz auf die Sehne, wodurch die Sehnenspindeln die autogene Hemmung des Muskels auslösen. Der erschlaffte

Muskel kann sodann ohne Behinderung in die sog. Dehnungsreserve hinein gedehnt werden.

> Je weiter die Reizschwelle überschritten werden kann, desto größer sind die Anpassungserscheinungen und desto schneller wird die Dehnungsfähigkeit des Muskels verbessert.

Ein weiterer Vorteil der PNF-Methode ist, dass sich durch die isometrische Anspannungsphase eine ausgedehnte Blutzirkulation und Erwärmung einstellt. Die isometrische Kontraktion erzielt darüber hinaus auch einen Zuwachs an Kraft. Wegen dieser Wirkungen wird PNF während und nach längerer Ruhigstellung eines Gelenks durch einen Gipsverband eingesetzt. Alle im Buch enthaltenen Dehnungsübungen können natürlich auch nach dieser Methode durchgeführt werden. Ein PNF-Stretching sollte jedoch erst begonnen werden, wenn schon eine fortgeschrittene Beweglichkeit und ein entsprechendes Körpergefühl vorhanden sind.

Stretching und Erwärmung

Stretching kann den Körper erwärmen. – Für Stretching muss man erwärmt sein. – Stretching kann »abwärmen«. – Dies sind keine widersprüchlichen Aussagen, sondern drei Anwendungsmöglichkeiten von Stretching.

Stretching zum Erwärmen

Wie in dem voranstehenden Abschnitt deutlich wurde, ist Dehnen keineswegs ein passiver Vorgang. Jede Längenveränderung veranlasst im Muskel wie auch in seinem Gegenspieler zahlreiche, teils willentlich gesteuerte, teils reflektorische Kontraktionen. Kontraktion bedeutet Arbeit, und der Muskel erwärmt sich nach folgender Kausalkette:

Dehnungsreiz
↓
Kontraktion
↓
Verbrauch von intramuskulären Energiespeichern
↓
Erhöhung der Durchblutung zum Energienachschub
↓
Erwärmung

In diesem Sinne stretchen sich Balletttänzer seit jeher vor jedem Tanztraining. Auch im Leistungssport wird Stretching, oft in Verbindung mit mentalem Training, als ganz spezielle Technikvorbereitung eingesetzt. Für den »Laien« allerdings sind einige Einschränkungen anzumerken:

- In kaltem Zustand kann Stretching nur durch langsames Vorwärtstasten ausgeführt werden. Um das richtige Dehnungsmaß zu finden, bedarf es schon sehr viel Körperkenntnis, wie es vor allem Tänzer und Sportler besitzen. Ein solch differenziertes Körpergefühl will der weniger Geübte aber erst lernen.

- Möchte man einfach nur selbstvergessen in seinen Körper »versinken« und das angenehme Gefühl der Entspannung genießen, empfiehlt es sich, seinen Körper *vorher* zu erwärmen. Zerrungen sind bei Ungeübten nur allzu häufig!
- Klarheit muss auch darüber herrschen, dass Stretching in dieser tastenden Form Muskeln und Gelenke zu optimaler Leistungsbereitschaft nur *vorbereitet.* Soll Stretching hingegen die Beweglichkeit *verbessern*, müssen die Dehnungen über die normale Reizschwelle hinaus gehen; gefahrlos ist dies nur nach vorheriger Erwärmung möglich.

Stretching als eigenständige Körperschulung

Wird Stretching als der Hauptinhalt des Trainings gesehen, mit dem Beweglichkeit, Entspannung, Atmung und Körpergefühl geschult werden sollen, muss eine kurze Körpererwärmung vorangehen. Wie wichtig dies ist, mögen einige knapp zusammengefasste Ergebnisse aus der Trainingsforschung zeigen:

- Die Flüssigkeit in den Gelenken wird mit sinkender Temperatur zäh und behindert ein reibungsloses Gleiten der Gelenkflächen.
- In ähnlicher Weise ist auch die Verformbarkeit der Faserstrukturen von Muskeln, Sehnen, Bändern und Bindegewebe direkt von der Temperatur abhängig.
- Bei längerer Ruhe versiegt die Produktion der Synovialflüssigkeit. So hilft beispielsweise das morgendliche Räkeln und Strecken vor dem Aufstehen, die Glieder wieder zu »schmieren«.
- Die Reizschwelle der Muskelspindeln muss sich erst einspielen. Je weniger diese aktiviert sind, desto früher tritt der Dehnungsreflex in Aktion.
- Auch die Feinabstimmung der neuromuskulären Vorgänge im Muskel und zwischen den Muskeln muss sich erst einspielen, bevor sie ökonomisch ablaufen kann.
- Nicht zuletzt bedarf es auch einer psychischen Einstimmung, bis eine Beziehung zum eigenen Körper hergestellt ist und mit Ruhe und ein bisschen Meditation gedehnt werden kann.

Entspanntes Stretching bedarf der physischen und psychischen Einstimmung.

Stretching zum Abwärmen

Jedes sportliche Training – im Leistungs- wie im Fitnessbereich – sollte mit einer ruhigen Ausklangsphase enden, in der die Anspannung der körperlichen Belastung abgebaut und der Übergang zum Alltag gefunden wird. Nichts anderes bedeutet »Abwärmen«.

Da Stretching die Muskelspannung senkt und gleichzeitig Stoffwechsel-

schlacken (z. B. Milchsäure) schneller beseitigt, eignet es sich hervorragend für diesen Zweck. Im professionellen Sport, wo es wichtig ist, die muskuläre Ermüdung schnellstmöglich abzubauen, wird Stretching daher in Verbindung mit passiven Regenerationsmaßnahmen (z. B. Massage, Sauna) angewandt. Ein ganz entscheidender Vorteil von Stretching im Vergleich zu den allgemeinen Methoden ist jedoch, dass es gezielt auf die intensiv belasteten Muskelgruppen einwirkt.
Aber auch für den Fitness-Sportler ist ein solches Abspannen wertvoll, denn nicht nur das Anspannen und Belasten, sondern auch das Entspannen und Entlasten will geübt sein. Eine erwünschte »Nebenwirkung« von Stretching ist darüber hinaus, dass es durch die sanfte Stimulierung der Durchblutung einem Muskelkater vorbeugen oder ihn zumindest abschwächen kann. Wie schon beim Stretching zum Erwärmen gilt allerdings auch hier, dass nur mit halber Kraft gedehnt werden darf, denn ein ermüdeter Muskel ist übersäuert und leicht verkrampft.

Stretching bietet physische und psychische Erholung nach einem belastungsintensiven Training.

Training – wann, wie und wo?

Wann soll man stretchen?

Immer wenn man sich danach fühlt! Stretching kann nach einem nervenaufreibenden Einkaufstag Ruhe und Erholung spenden. Es streckt die Glieder, wenn man sich nach langem Sitzen so richtig »bleiern« fühlt. Es bringt Morgenmuffel »in die Gänge« oder arbeitet den Körper am Feierabend wohlig durch. Vorschriften gibt es keine! Nur sollte man nicht direkt nach dem Essen trainieren; aber das ergibt sich von selbst, denn ein voller Bauch behindert und man wird so schnell die Lust verlieren.

Wie lang soll ein Stretchingtraining dauern?

Mindestens eine Viertelstunde. Besser ist aber ist eine halbe, eine dreiviertel oder sogar eine ganze Stunde. Klingt das zu lang?

Opfern Sie nicht die Zeit, sondern *gönnen* Sie sich und Ihrem Körper mindestens eine halbe Stunde entspanntes Stretching.

Es dauert eine Weile, bis der Körper eingestimmt und erwärmt ist, und dann sollte auf keinen Fall ein bestimmtes »Pensum« durchgehastet werden. Lösen Sie sich von der Vorstellung, die besten Übungen herauszupicken und dann abzuhaken.

Wie oft soll man Stretching üben?

Will man Fortschritte in der Beweglichkeit erzielen, so gilt, wie auch bei anderem Konditionstraining, als **Minimum 2 x Training pro Woche**. Trainiert man weniger, pendelt sich der nach jedem Training erreichte Zuwachs wieder auf das Anfangsniveau ein und man beginnt jedesmal bei »Null«. Das Stretchingtraining muss also dann anschließen, wenn die Muskelflexibilität noch erhöht ist. Nur so kann stufenartig aufgebaut und die Beweglichkeit verbessert werden. Im Unterschied zu belastungsintensiver Fitness- und Konditionsarbeit ermüdet Stretching den Muskel nicht, sondern es regeneriert den ganzen Organismus. Deshalb kann es **ohne weiteres täglich** geübt werden.

Wo kann man Stretching üben?

Für Stretching ist man keineswegs auf eine Turnhalle oder einen Gymnastikraum angewiesen. Weder braucht man viel Platz, noch sind ein besonderer Schwingboden oder spezielle Geräte notwendig.

> Ein Platz für Stretching findet sich überall: im Park, auf dem Trimmpfad oder im Wohnzimmer.

Achten sollte man jedoch darauf, dass es warm genug ist und der Körper vom Boden her nicht auskühlt. Aus diesem Grund empfiehlt es sich oft, im Freien die Übungen im Stand, evtl. an einem Baum durchzuführen, wie auf den Seiten 94–99 angeregt ist. Übt man in der Wohnung, sollte das Zimmer vorher gut durchlüftet sein. Als Unterlage genügt ein Teppich oder eine weiche Decke. Ideal wäre es, wenn man vor einem großen Spiegel dehnen könnte, da dieser die Möglichkeit der Korrektur von Haltung und Ausführung bietet.

Welche Kleidung ist geeignet?

In erster Linie sollten Sie sich **warm und wohl fühlen**. Nichts sollte beengen, das Material soll elastisch sein und atmen können. Ein bequemer Jogginganzug erweist also gute Dienste. Eng anliegende Gymnastikanzüge haben den Vorteil, dass Haltung und Bewegungsausführung besser zu kontrollieren sind. Nur allzu leicht verstecken sich gebeugte Knie oder andere Schwindeleien in ausgebeulten Trainingshosen. Gönnen Sie auch Ihren Füßen Bewegungsfreiheit. Am besten übt es sich barfuß oder in warmen Socken.

Ist Musikbegleitung empfehlenswert?

Es ist erwiesen, dass ruhige Musik die Muskelspannung senken kann. Diese Tatsache kann man sich zunutze machen und mit langsamer Musik den meditativen Charakter von Stretching unterstreichen und unterstützen. Zusätzlich fördert Musik die Konzentration, weil sie vor störenden Außenreizen abschirmt.

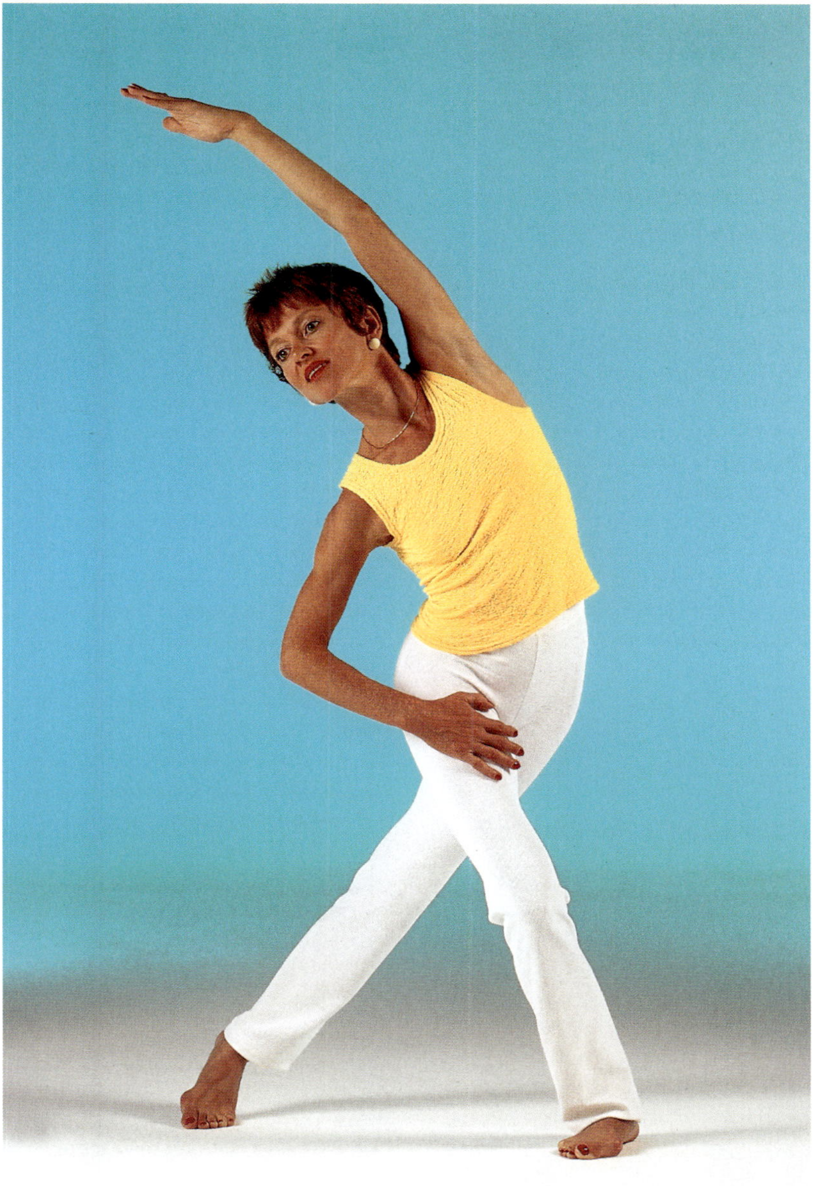

Zur Vorbereitung und Ergänzung

Entspannen will gelernt sein

Stretching entspannt – und doch kann der Anfänger manchmal etwas überfordert sein, wenn er die ungewohnten Körperbewegungen lernt, häufig ganz »neue« Muskeln und Glieder entdeckt und dabei noch ganz gelöst bleiben soll. Aber auch für geübte »Stretcher« ist ein körperliches und geistig-seelisches Abspannen nach einem hektischen Arbeitstag eine Kunst, die gelernt sein will. Aus diesem Grund seien hier zusätzlich zwei Möglichkeiten vorgestellt, mit denen vor oder nach einem Stretchingprogramm oder auch nur einfach zwischendurch das »Abschalten« geübt werden kann.

Entspannen in der Rückenlage

Suchen Sie sich, wie auch beim Stretching, einen ruhigen, warmen Platz, an dem Sie ungestört sind.
Die Rückenlage ist die klassische Entspannungsposition, da hier unser Körper der Schwerkraft nichts entgegenstellt.
Schließen Sie nun die Augen, atmen Sie ruhig und konzentrieren Sie die Gedanken auf die einzelnen Körperteile, die nacheinander erfühlt werden:

- Zunächst werden die Knie angewinkelt und die Füße flach auf den Boden aufgestellt. Dadurch erfahren die starken *Hüftbeugemuskeln* eine optimale Entspannung, und die *Lendenwirbelsäule* kann sich wohltuend zum Boden senken.
- Den *Nacken* nun leicht strecken, selbstverständlich ohne die Muskulatur am Hals anzuspannen. Mit dem Ausatmen die *Schultern* schwer zum Boden ablegen.
- *Arme und Hände* liegen locker seitlich neben dem Körper, die *Handflächen* zeigen nach oben.
- Nun ein *Bein* langsam ausstrecken und erfühlen, wie sich eine Schwere ausbreitet, die das Bein zum Boden zieht. Ebenso das andere Bein langsam strecken.
- Ruhig weiteratmen, so dass sich das Schweregefühl auf den *ganzen Körper* überträgt.
- Jetzt gilt die Aufmerksamkeit dem Gesicht: Die *Stirnfalten* glätten sich, die *Mundwinkel* sind entspannt und die *Zunge* ruht am Gaumen.
- Nehmen Sie sich nun noch etwas Zeit, um in dieser Entspannung die Gedanken freizugeben, sie vielleicht nur der Atemluft folgen zu lassen oder einfach an gar nichts zu denken.

Tiefmuskelentspannung

Diese Entspannungstechnik, auch als *progressive Relaxation* bezeichnet, stellt eine Vorstufe des autogenen Trainings dar und eignet sich besonders für den Sportler, da sie relativ schnell erlernbar ist. Die Tiefmuskelentspannung stützt sich auf die Erkenntnis, dass eine vorausgehende muskuläre Anspannung eine folgende Entspannung intensiviert. Sie wird folgendermaßen durchgeführt:

- In der Rückenlage wird die Konzentration zuerst auf eine tiefe Atmung gelenkt.
- Sodann werden etwa in 10 Minuten alle Hauptmuskelgruppen des Körpers isoliert nacheinander langsam und intensiv angespannt, danach wieder entspannt. Das geschieht isometrisch, die Rückenlage wird beibehalten. Etwa folgende Reihenfolge ist einzuhalten: Nacken – Hände – Arme – Füße – Beine – Gesäß – Bauch – Brust – Rücken – Schultern – Gesicht – und zum Schluss der ganze Körper.
- Das Bewusstsein soll sich ganz auf die entsprechende Körperpartie konzentrieren und
  - die gesteigerte Spannung,
  - den Übergang von Anspannung zu Entspannung,
  - und schließlich das völlige Gelöstsein

erleben.

Die Tiefatmung

Ebenso wie das Entspannen gelernt sein will, kann es für den Anfänger schwierig sein, die richtige Atemtechnik mit den Stretchingübungen zu verbinden, zumal manche Körperstellungen eine vollständige Tiefatmung gar nicht zulassen. Daher ist es für Anfänger und Fortgeschrittene hilfreich, folgende Übung immer wieder gesondert zu praktizieren. Auch nur zum »Luftschnappen« in Arbeitspausen können ein paar Minuten mit Atemübungen erfrischend und belebend wirken. Geübt werden sollte:

- die Atmung durch die Nase,
- ein langsamer und gleichmäßiger Rhythmus beim Ein- und Ausatmen,
- die Bauch-, Brust- und Schlüsselbeinatmung, wodurch alle Lungenanteile vollständig belüftet werden.

Bevor Sie beginnen, lockern Sie alles, was beengen könnte, und nehmen eine entspannte Lage ein. Die Rückenlage ist wieder die günstigste, da hier am besten die wellenförmige Atembewegung mit den Händen kontrolliert werden kann. Gehen Sie wie folgt vor:

- Warten Sie zunächst einige Minuten, bis sich ein ruhiges Atmen ganz von selbst einstellt. Der Mund bleibt dabei geschlossen. Hals, Gesicht und Zunge sind entspannt. Die Gedanken folgen nur dem Strömen der Atemluft.
- Das bewusste Atmen beginnt mit einem tiefen Ausatmen, und zwar über den Punkt hinaus, an dem Sie normalerweise innehalten würden. Je gründlicher das Ausatmen, desto mehr Frischluft kann von der Lunge aufgesogen werden.
- Ist die Lunge so gut wie möglich entleert, wird der Atem kurz angehalten. In dieser Phase ist die Entspan-

nung am größten; auch wird der Reiz zum Einatmen größer und die Atmung tiefer. Warten Sie jedoch nicht so lange, dass Sie hastig nach Luft schnappen müssen.

- Die Einatmung beginnt mit dem Hoch- bzw. Vorwölben der Bauchdecke (siehe Abb. 6, S. 19).
- Als nächstes wird der Brustkorb geweitet, und die Rippenbogen schieben merklich nach außen-oben (siehe Abb. 5, S. 18).
- Zuletzt ziehen die Schultern leicht nach hinten-oben und setzen die blasebalgähnliche Bewegung fort. (Bitte nicht durch verkrampftes Hochziehen der Schultern den gelösten Atemvorgang stören.) Wenn Sie die Hände auf den Körper legen, können Sie der Wellenbewegung folgen.
- Ist die Lunge mit Luft gefüllt, kurz den Atem anhalten. Dadurch bekommt die Lunge mehr Zeit für den Gasaustausch.
- Erst dann *langsam und leise* die Luft abatmen.

Die Ausatmungsphase sollte mindestens so lange wie die Einatmung dauern und kann leicht bis auf die doppelte Zeit ausgedehnt werden.

- In gleicher Wellenbewegung wird auch bei der Ausatmung zuerst die Bauchdecke eingezogen. Danach folgt eine Verkleinerung des Brustkorbes und zuletzt werden die Lungenspitzen entlüftet. So wird die sauerstoffarme Luft von unten nach oben aus der Lunge herausgedrückt.
- Nun wieder kurz den Atem anhalten und den Vorgang von neuem beginnen.

Auch das richtige, tiefe Atmen kann man also üben. Doch achten Sie auch hier auf das richtige Maß und übertreiben Sie nicht. Auf keinen Fall sollte ein Gefühl der Benommenheit eintreten.
Dieses bewusste und vollständige Atmen kann und soll nicht zur normalen Atmung werden. Wird sie aber immer wieder geübt, kann sie die alltägliche Atemtechnik merklich verbessern und vertiefen.

Tipps zur guten Haltung

Machen Sie doch einmal einen Test: Stellen Sie sich mit dem Rücken zur Wand und überprüfen Sie Ihre Körperhaltung. Seien Sie ehrlich zu sich selbst: Hat schon mehr als eine Handbreite zwischen Taille und Wand Platz? Oder liegt etwa das ganze Rückgrat flach an der Wand? Wenn Sie korrekt stehen, dann sollte die Wirbelsäule eine doppelte S-Krümmung aufweisen und Schultern und Gesäß die Wand berühren (siehe Abb. 9).
Eine nachlässige Körperhaltung kann auf lange Sicht schwerwiegende Folgen für die Gesundheit haben. So ist eine schiefe Haltung oder auch »nur« ein Hohlkreuz, das bei Frauen gern durch hochhackige Schuhe hervorgerufen wird, häufig die Ursache für die einseitige Belastung der Bandschei-

ben; Abnutzungserscheinungen sind dann die Folge. Vorgefallene oder hochgezogene Schultern, oft nur eine schlechte Angewohnheit, beengen freies Atmen und können letztendlich sogar Auslöser für Herzrhythmusstörungen oder Depressionen werden. Die Liste der möglichen Krankheiten ist lang. Eine gute Körperhaltung ist der beste Schutz vor solchen Beschwerden.
Stretchingübungen halten den Muskelstrang, der die Wirbelsäule schützend umschließt, elastisch und die Wirbelgelenke beweglich. Damit die Übungen aber wirkungsvoll ausgeführt werden und nie eine unphysiologische Belastung für die Gelenke darstellen, soll immer auch sorgfältig auf die Haltung geachtet werden.

Die folgenden Hinweise wollen das Bewusstsein für die kritischen Punkte wecken. Ziehen Sie dazu Ihre Schuhe aus, stellen Sie sich frei im Raum auf und lassen Sie sich von unten nach oben aufrichten:

- Stellen Sie Ihre Füße parallel nebeneinander und verteilen Sie das Gewicht gleichmäßig auf die Fersen, Fußaußenkanten, Fußballen und Zehen. Letztere sind locker gespreizt, um eine gute Standfläche zu bieten.
- Beide Knie sind durchgestreckt, ohne dass die Oberschenkel übermäßig angespannt sind. Die Kniescheiben werden dazu leicht nach oben gezogen.
- Nun das Becken gerade richten, indem die Gesäßmuskulatur leicht angespannt wird und die Hüfte nach vorne schiebt. Eine leichte Spannung der Bauchmuskulatur bietet dazu den Ausgleich.
- Nun stellen Sie sich vor, dass Sie wie von einem unsichtbaren Faden am Scheitel langsam nach oben gezogen werden: Die Wirbelsäule streckt sich, der Abstand zwischen Hüftknochen und unterem Rippen-

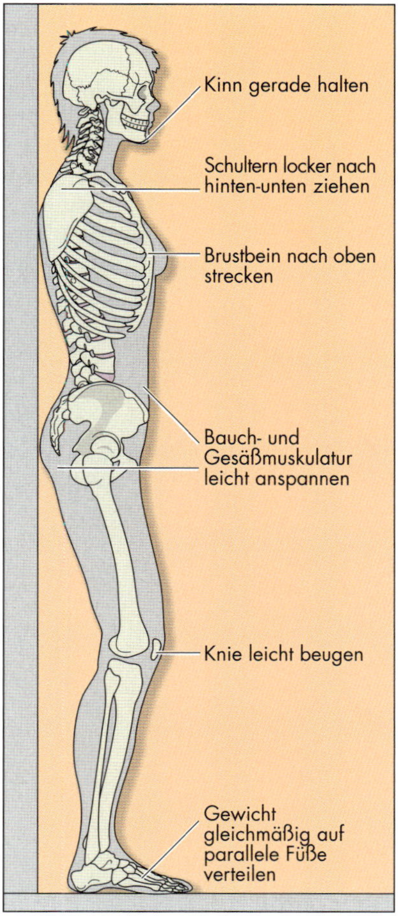

Abb. 9
Die kritischen Punkte für eine gute Körperhaltung

bogen wird größer, und der Kopf zieht die Wirbelsäule gleichsam nach oben (das Kinn bleibt gerade). Sie wachsen zusehends!

▶ Gleichzeitig werden Sie auch am Brustbein nach oben gezogen, wodurch der Brustkorb sich fühlbar weitet und die Schultern nach hinten »ausweichen«.

▶ Ein kritischer Punkt sind nun die Schultern. Entgegen des allgemeinen Strebens und Streckens nach oben sollen sie schwer, aber gleichzeitig locker nach hinten-unten ziehen.

Hochgezogene Schultern sind oft ein untrügliches Zeichen innerer Anspannung und Verkrampfung.

▶ In dieser geraden Stellung nun aber nicht erstarren. Atmen Sie ruhig und beginnen Sie, sich locker zu bewegen, ohne in die alten Fehler zurückzuverfallen.

Bei Stretchingübungen, die im Sitzen am Boden ausgeführt werden, kann das Geraderichten des Beckens Schwierigkeiten bereiten, da es eine gute Hüftbeweglichkeit voraussetzt. Ein hilfreicher Trick ist es, sich ein Kissen halb unter das Gesäß zu schieben oder sich im Freien auf leicht schrägen Boden zu setzen. Anfangs mag ein solches Aufrichten fast unnatürlich erscheinen. Beobachten und korrigieren Sie sich aber immer wieder – beim Warten an der

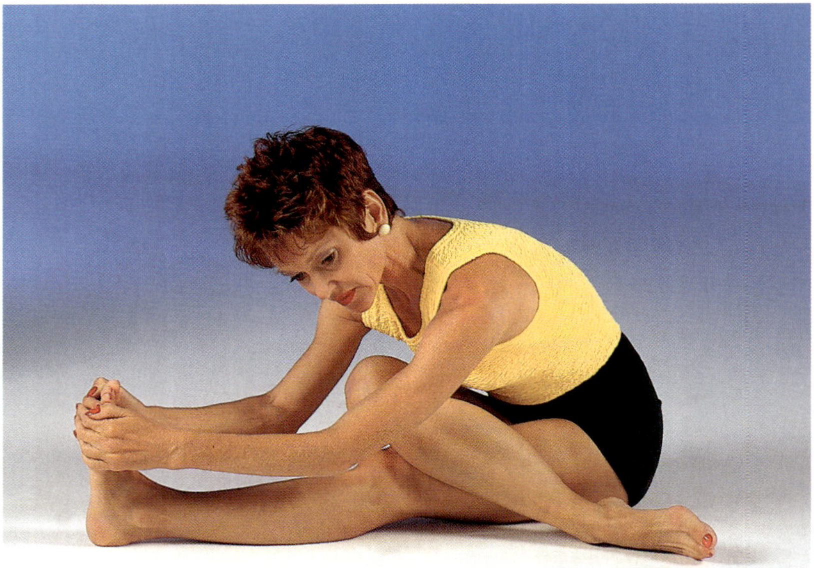

Bushaltestelle oder an der Ampel –, so wird eine gute Haltung bald zur Selbstverständlichkeit. Üben lohnt sich, denn:

Eine aufrechte Haltung strahlt Zuversicht, Weltoffenheit und Selbstbewusstsein aus, und Ihre Mitmenschen reagieren darauf!

Hinweise zur Trainingsdurchführung

1. Wenn Sie Ihr Übungsprogramm zusammenstellen, suchen Sie sich zu jeder Körperpartie zunächst ein bis zwei Grundübungen aus und lernen Sie, diese wirklich präzise auszuführen.
2. Eine exakte Übungsausführung ist unbedingt notwendig, denn mit nur geringen Abweichungen werden oft ganz andere Muskeln belastet. Erst wenn die Grundübung beherrscht und der Zug an der richtigen Stelle zu spüren ist, sollte variiert werden.
3. Oberstes Gebot für Anfänger wie auch für Fortgeschrittene ist: Fangen Sie vorsichtig an und steigern Sie den Stretch erst nach und nach. Eine Zerrung holt man sich nur zu schnell, und es dauert lang, bis sie wieder ausgeheilt ist.
4. Passen Sie die Übungen Ihrem Leistungsfortschritt an. Erst wenn die anfänglichen Übungen keine Schwierigkeit mehr darstellen, können Sie auf neue Dehnungen übergehen.
5. Das Einnehmen der Stretchingposition sollte langsam und *während des Ausatmens* erfolgen.
6. Halten Sie jede Position etwa 10–20 Sekunden. Versuchen Sie dabei vor allem, die Spannung und Entspannung im Muskel zu *erfühlen*.
7. Jede Übung sollte zwei- bis dreimal wiederholt werden, wobei man sich jedesmal ein Stückchen weiter vortasten kann.
8. Vergessen Sie nie, *beide Seiten* und *beide Beine* zu dehnen.
9. Arbeiten Sie auf diese Weise den ganzen Körper systematisch durch. Beispiele für eine mögliche Zusammenstellung von Übungen finden Sie auf den Seiten 118–125.

Beim Stretching hat jeder auf seine individuelle Grenze zu achten, und keinesfalls darf es als Wettkampf aufgefasst werden. Erfolg lässt sich beim Dehnen niemals durch Gewalt oder besondere Willenskraft erzwingen, sondern nur durch regelmäßiges Training.

Ratschläge und Anregungen für Übungsleiter

Eine Stunde Stretching zu leiten mag vielleicht nicht die gleiche körperliche Verausgabung erfordern wie eine Aerobic- oder Fitnessgymnastik, sie verlangt aber vom Lehrer sehr viel Wissen, Können und Einfühlungsvermögen. Folgende Hinweise sollen zu einer gelungenen Stunde beitragen:

1. Jede Übung sollte exakt und überdeutlich demonstriert und erklärt werden.
2. Bleiben Sie lieber etwas länger bei einer Übung. Es dauert immer eine Weile, bis eine neue Bewegung von den Teilnehmern erfasst ist. Erst dann können auch sie die Übung mit der nötigen Konzentration auf den eigenen Körper ausführen.
3. Neben der visuellen und verbalen Demonstration ist es gleichermaßen wichtig, die Empfindungen im Körper anzusprechen. Die Schüler sollten durchaus auch selbst zu Worte kommen, ohne dabei den Verlauf der Stunde zu sehr aufzuhalten.
4. Um eine solche Kommunikation und ein individuelles Eingehen zu ermöglichen, muss die Teilnehmerzahl überschaubar bleiben.
5. Individuelles Eingehen auf den Schüler heißt auch oft, durch sanfte taktile Hilfe ein Gefühl für die Dehnung zu schaffen.
6. Verlangen Sie von Ihren Schülern nie eine Übungsausführung, die Sie sich selbst nur allmählich und nach langjährigem Training angeeignet haben. Der individuelle Maßstab kann beim Üben in Gruppen nicht oft genug herausgestellt werden.
7. Bei Partnerhilfe oder zu zweit ausgeführtem Stretching ist darauf zu achten, dass die Partner von etwa gleicher Größe sind und sich in ihrer Dehnungsfähigkeit gut kennen. Partner sollen nicht von Stunde zu Stunde wechseln.

Abgesehen von der reinen Zweckorientierung können Stretchingübungen sehr ästhetisch sein. In Anlehnung an den Tanz- und Gymnastikunterricht sei deshalb auch hier die Anregung gegeben, Einzelübungen einmal zu einer harmonischen Folge zu verbinden. Eine Übungsfolge kann z. B. mehrere Arm-, Schulter- und Oberkörperdehnungen durchlaufen oder am Boden Positionen im Knien, Sitzen und Liegen verbinden. Experimentieren Sie ein bisschen! Eine solche Choreographie kann ein reizvoller Stundenabschluss sein.

Übungsteil

Stretching aller Muskelgruppen

Folgende Übungsdarstellungen sind nach den jeweils belasteten Muskelgruppen geordnet. Jede Übung besteht aus einer meist einfachen **Grundübung** (G) und **Variationen** (V), die die Dehnung verstärken oder abändern, im Kern allerdings den gleichen Dehnungsschwerpunkt beibehalten und damit eine Art Strukturgruppe bilden. Diese Systematik spiegelt sich auch in der bildlichen Darstellung wider: Grundübung und Variationen sind als Bildgruppe angeordnet, wobei die Grundübung, entsprechend ihrer zentralen Bedeutung, meist größer abgebildet ist. Auch haben alle Grundübungen ihre fotografische Entsprechung, während nur eine Auswahl der Variationen dargestellt ist.
Die knappen Bildlegenden dienen lediglich als Gedankenstütze; auf keinen Fall dürfen sie das genaue Lesen der ausführlichen Übungsbeschreibungen ersetzen. Denn oft sind es erst die kleinen Hinweise, die zu einer korrekten und bewussten Ausführung verhelfen.

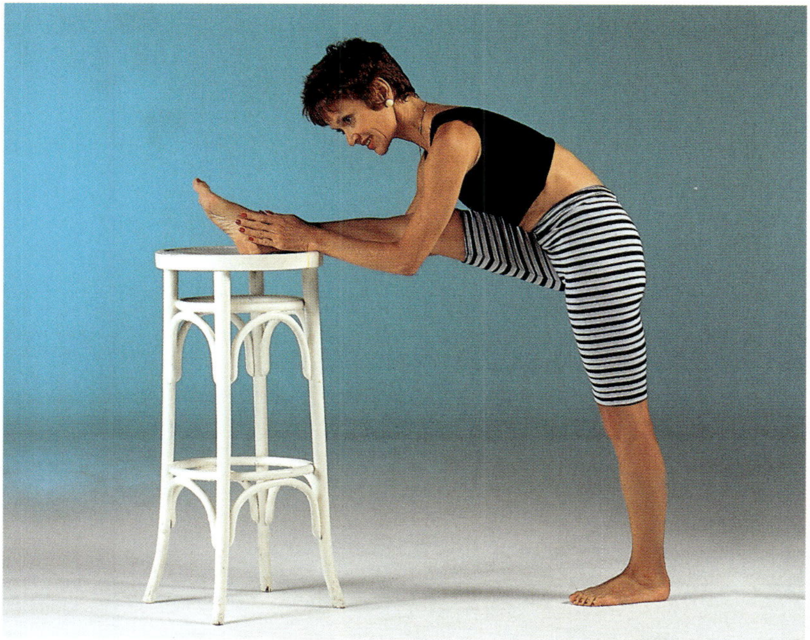

Hals und Nackenmuskulatur

Alle Dehnungen für die Hals- und Nackenregion sowie für den Schultergürtel und die Arme sind gute Ausgleichsübungen bei langer Schreibtischtätigkeit, bei der sich durch den gebeugten Rücken und die meist hochgezogenen Schultern sehr schnell Verspannungen einschleichen. Werden die Übungen regelmäßig ausgeführt, können sie schmerzhaften Muskelverhärtungen vorbeugen, die sonst nur noch mit Massagen zu lindern sind.
Alle Übungen können im Stand oder im Sitzen ausgeführt werden. Beim Sitzen ist es allerdings wichtig, dass Sie nicht in den typischen Rundrücken zurückfallen. Für eine gerade Beckenstellung und Wirbelsäule hilft es, sich ein Kissen unterzuschieben.

Grundübung 1
Der Kopf dreht zur linken Seite, so dass der Blick über die linke Schulter hinweg nach hinten-oben geführt wird. Durch betontes Herabziehen der rechten Schulter entwickelt sich ein Spannungsgefühl, das sich von der rechten Schulter bis zum Kinn zieht. Mehrfach nach beiden Seiten ausführen.

Grundübung 2
Mit dem Blick nach vorne den Kopf zur linken Seite neigen. Die Schultern bleiben gerade und entspannt. Die Seitneigung des Kopfes wird vorsichtig mit der linken Hand unterstützt, bis eine Spannung an der seitlichen Halsmuskulatur fühlbar ist. Der Stretch wird stärker, wenn man zusätzlich die rechte Schulter betont nach unten zieht.

Grundübung 3
Die Hände greifen an den Nacken und beugen den Kopf nach vorne, bis das Kinn die Brust berührt. Die Schultern ziehen entspannt nach unten, wodurch die Streckung unterstützt wird. Diese Neigung einige Zeit beibehalten und die gedehnte Nackenpartie bewusst entspannen.

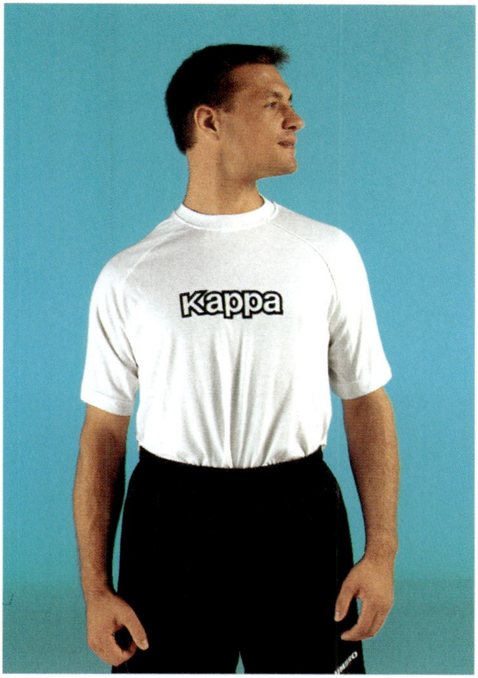

G 1: Drehen des Kopfes zur Seite

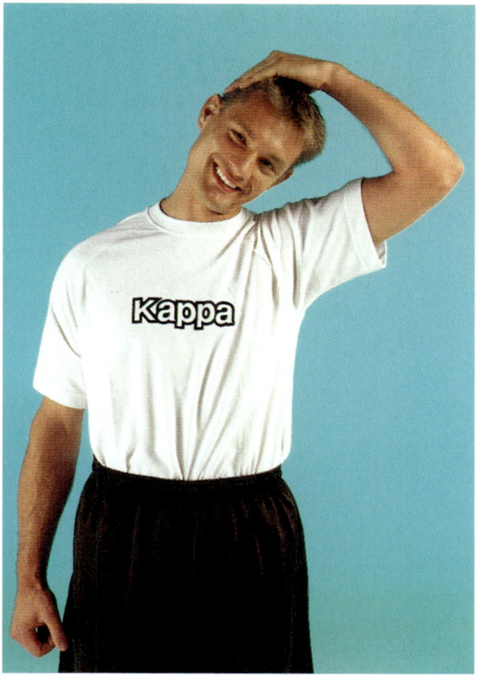

G 2: Seitliches Neigen des Kopfes

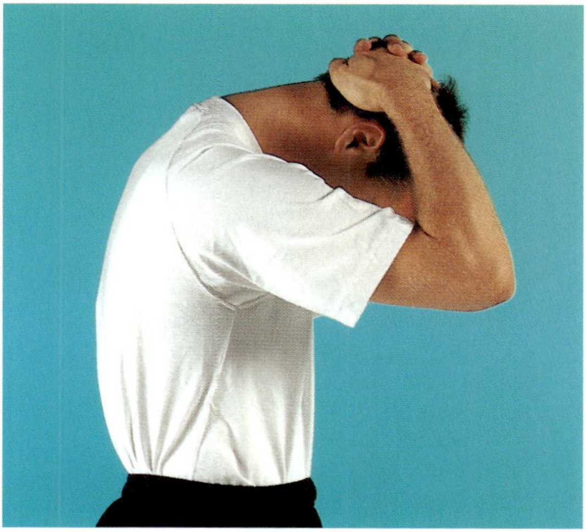

G 3: Vorziehen des Kopfes

Arm und Schulterbereich

Grundübung 4

Aus der Hochhalte wird der rechte Arm nach hinten abgewinkelt. Die linke Hand drückt nun den rechten Ellbogen nahe hinter dem Kopf zur Seite. Dazu wird der Brustkorb nach vorne gewölbt und ebenfalls gedehnt. Mit dieser Schubrichtung werden die Körperseite und Armstrecker gedehnt.

Variation zu G 4

- In gleicher Armfassung kann der Schub bzw. Zug nach hinten erfolgen. Mit dieser Schubrichtung soll der Stretch vor allem den Armstrecker an der Rückseite des Oberarms erfassen.

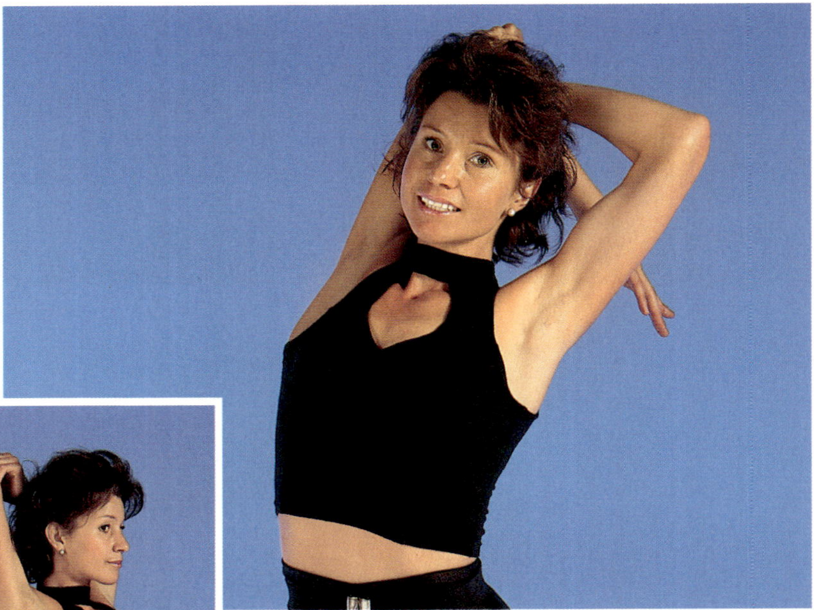

G 4: Seitwärtsführen des abgewinkelten Armes

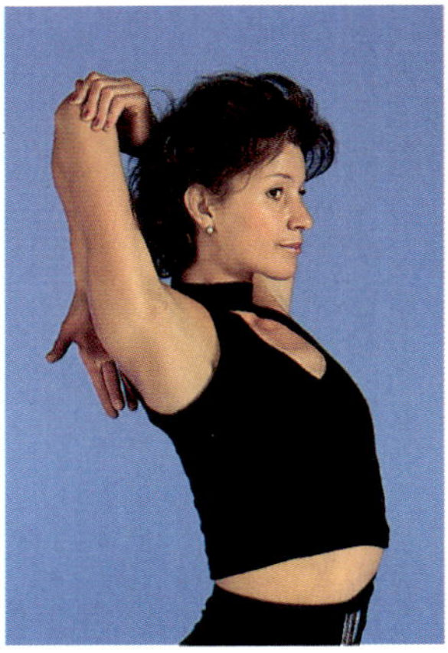

V 4: Rückführen des abgewinkelten Armes

Grundübung 5
Einen Arm aus der Hochhalte nach hinten abwinkeln, den anderen Arm hinter dem Rücken nach oben einschlagen. Während der Brustkorb nach vorn gewölbt wird, versuchen sich die Fingerspitzen zu berühren oder besser, zu verhaken. Sind die Finger gefasst, kann die Dehnung durch einen Zug nach unten verstärkt werden. Dabei Schultern und Arme »schwer« lassen und tief atmen.

Haben Sie dabei noch Schwierigkeiten und Ihre Finger berühren sich – wenn überhaupt – nur unter großer Anspannung, so ist es besser, mit einem Handtuch oder Taschentuch den Abstand zwischen den Händen zu überbrücken. Wundern Sie sich nicht, wenn Sie auf einer Seite wesentlich besser sind. Die meisten Menschen haben eine Schokoladenseite.

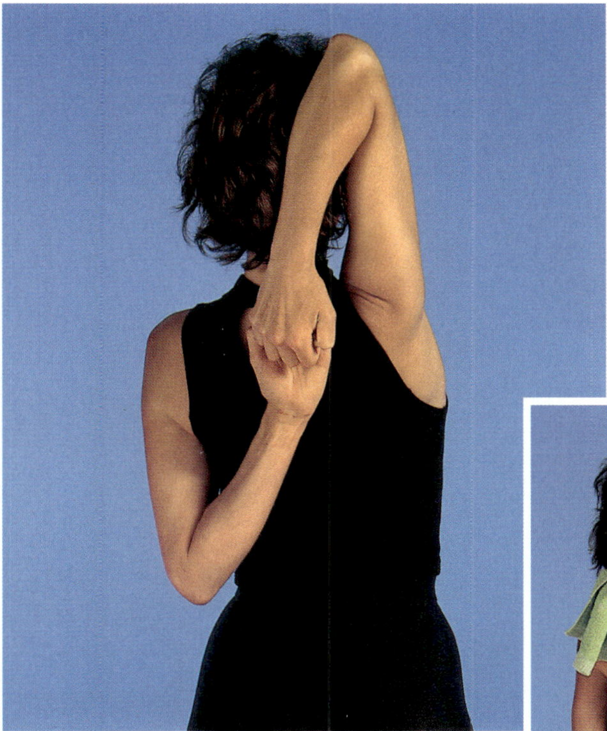

G 5:
Zusammenführen der Hände hinter dem Rücken

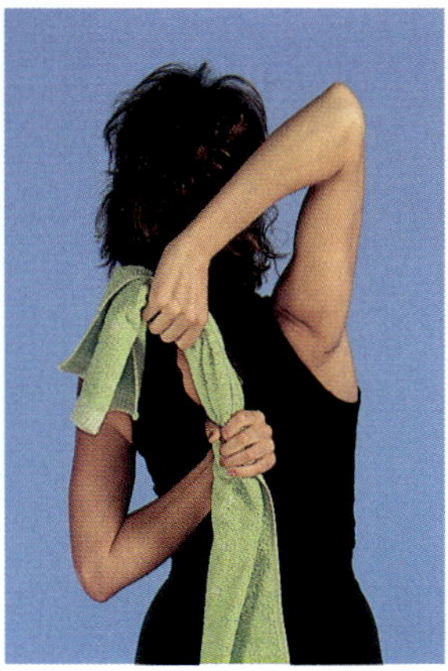

Bei anfänglichen Schwierigkeiten »Überbrückungshilfe« mit einem Tuch

Grundübung 6
Hände hinter dem Rücken fest miteinander verflechten. Die Arme werden vollkommen durchgestreckt, so dass sich die Schulterblätter berühren. Durch weites Vorwölben des Brustkorbes Hände nach rückwärts-aufwärts führen und dort halten. Zur Unterstützung wird der Kopf nach hinten genommen.

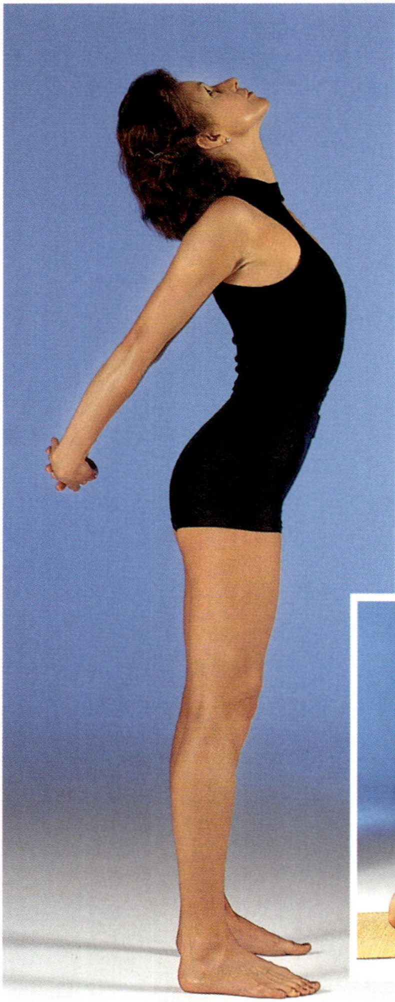

G 6: Rückhochführen der gestreckten Arme

Variationen zu G 6

- Wird die Bewegung mit einer Rumpfvorbeuge ausgeführt, kann man die Schwerkraft auf die Arme wirken lassen und die Schulterdehnung verstärken.
- Ähnlich kann im Fersensitz auch durch Auflegen der Arme auf ein Sofa o. ä. die Stellung rein passiv gehalten werden. Finden Sie Ihre ideale Dehnposition und wölben Sie den Brustkorb weit nach vorne.

Diese Stellung erfordert jedoch schon eine fortgeschrittene Beweglichkeit des Schultergürtels sowie der Beinmuskulatur, wenn sie richtig ausgeführt werden soll.

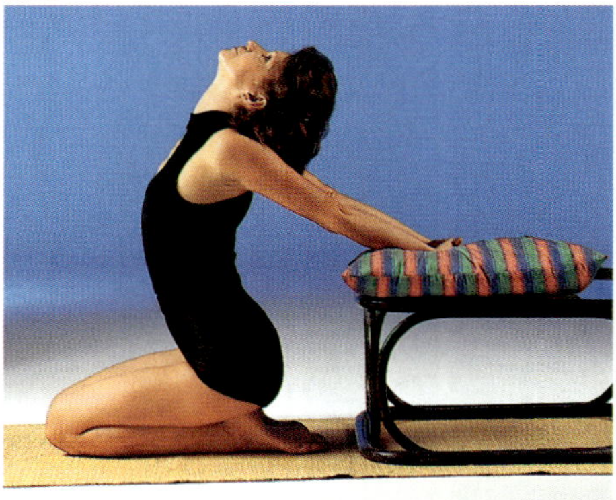

V 6: Passives Halten der Dehnungsstellung auf einer Auflage

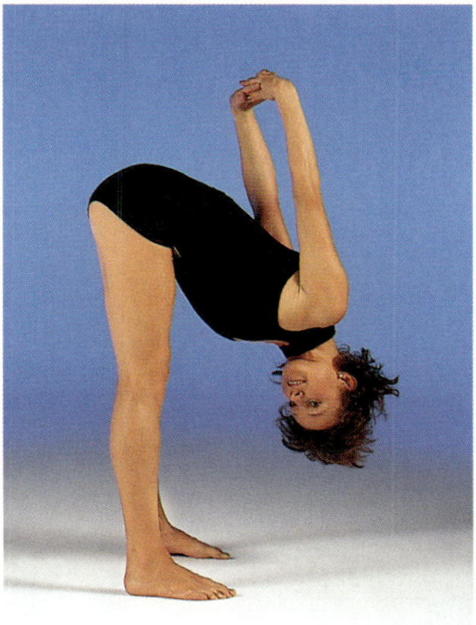

V 6: Tiefführen der Arme in der Rumpfvorbeuge

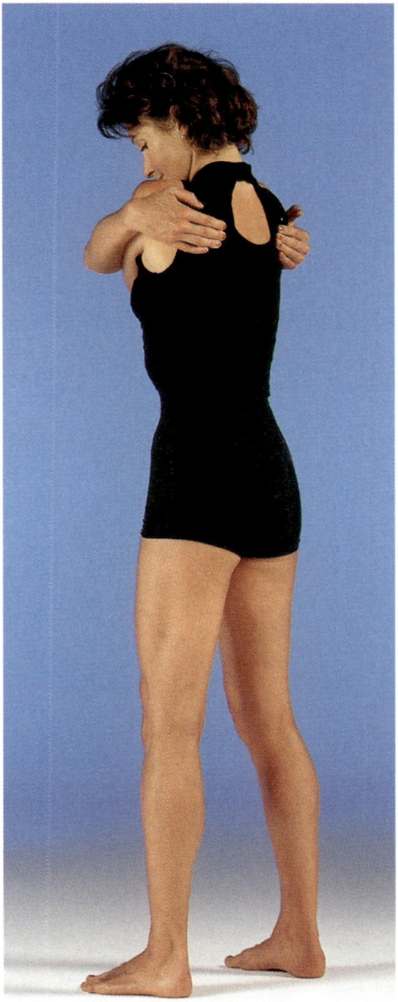

G 7: Schulterdehnung durch Fassen der Schulterblätter

Grundübung 7

Arme aus der Vorhalte über Kreuz nach hinten zu den Schulterblättern führen, dass die Finger den Rand der leicht nach hinten abgehobenen Schulterblätter zu fassen bekommen. Halten, bis sich ein wohltuender Stretch zwischen und unter den Schulterblättern einstellt. Die Ellbogen sollen dabei leicht nach oben ziehen.

Variation zu G 7

- Am Schulterblattrand entlangtasten und unterschiedliche Dehnungen suchen.

Grundübung 8
Im Stand den rechten Arm in Schulterhöhe an einer Wand aufstützen, so dass die Fingerspitzen nach hinten zeigen. Durch einen Vorwärtsschritt den Oberkörper nach vorne schieben, bis im Bereich der rechten Brustmuskulatur ein leichter Zug zu spüren ist.

Variationen zu G 8

- Die Arme können unterschiedlich von der Schräghoch- bis zur Schrägtiefhalte angesetzt und damit verschiedene Teile der Brustmuskulatur trainiert werden.
- Mit einer vorsichtigen Körperdrehung wird die Dehnung auf einer Seite intensiviert.

Diese und die folgenden Übungsvariationen stellen eine gute Vorbereitung für Atmungsübungen dar, da sie die vielen kleinen Gelenke zwischen Rippen, Brustbein und Brustwirbel beweglich machen und somit den Brustkorb für eine vollständige Tiefatmung »öffnen«.

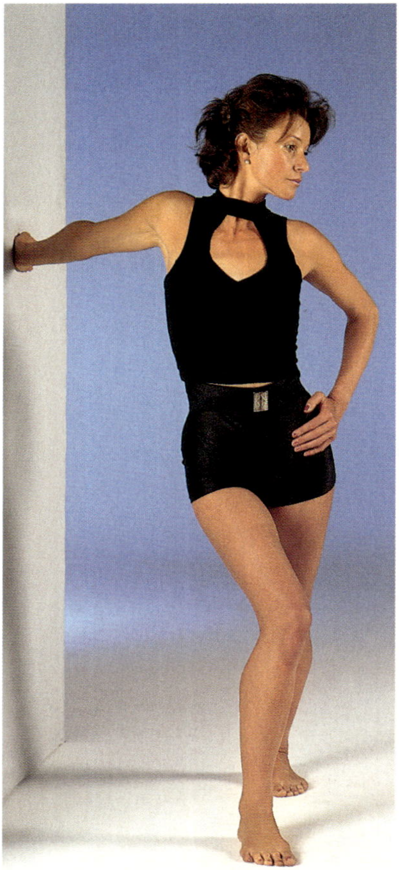

G 8: Brust- und Schultermuskeldehnung an einer Wand

Grundübung 9
Im leichten Grätschstand bei waagrechtem Oberkörper werden die gestreckten Arme gegen eine Wand abgestützt. Den Schultergürtel langsam nach unten schieben und den Stretch beibehalten.

Hier kann ein Partner durch sanften Druck mit einer Hand auf den Bereich zwischen den Schulterblättern nachhelfen (siehe Abbildung unten).

Variationen zu G 9

- Durch veränderte Abstände zwischen den Händen bzw. durch Aufeinandersetzen der Hände werden unterschiedliche Anteile der Brustmuskulatur trainiert.
- Eine Drehung des Oberkörpers intensiviert den Stretch einseitig.

Je tiefer die Rumpfbeuge ausgeführt wird, desto mehr wird gleichzeitig die hintere Oberschenkel- und Gesäßmuskulatur in die Dehnung mit einbezogen.

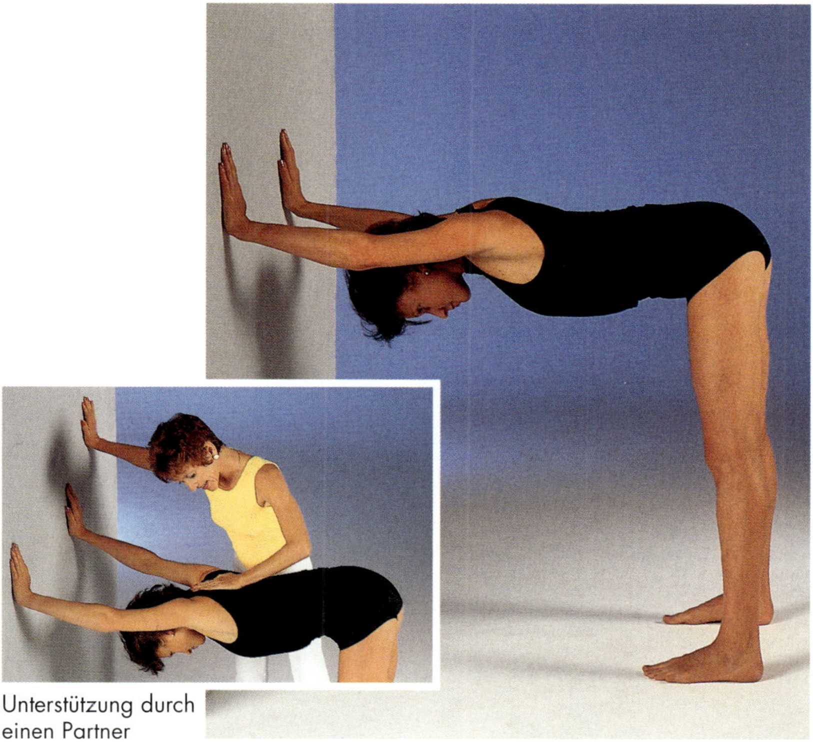

G 9: Schultergürteldehnung an der Wand

Unterstützung durch einen Partner

Grundübung 10
Im Sitz wird ein Bein leicht angewinkelt aufgestellt, die Hände sind etwa in Schulterbreite hinter dem Körper so aufgesetzt, dass die Finger vom Körper wegzeigen. Bei gestreckten Armen wird das Gesäß langsam fußwärts geschoben, so dass die Dehnungsspannung im vorderen Schulterbereich und an den Oberarmen zu spüren ist.

Variation zu G 10

- Wieder kann der Stretch durch den Abstand der Hände variiert werden.

Grundübung 11
Aus der Kniestellung werden die Arme möglichst weit vor dem Körper gestreckt in Schulterbreite aufgesetzt, die Oberschenkel bleiben etwa senkrecht. Nun den Schultergürtel langsam nach unten drücken und in dieser Position verbleiben. Der Kopf ruht entspannt auf dem Boden, während man sich auf die Dehnung an der Brustmuskulatur konzentriert.

Variationen zu G 11

- Der Stretchreiz kann erhöht werden, wenn die Hände nur mit den Fingerspitzen aufsetzen, so dass der Schultergürtel in eine tiefere Bogenspannung gebracht wird.
- Die linke Hand fasst auf die rechte Hand. Mit einer zusätzlichen leichten Körperdrehung nach rechts erhöht sich der Dehnungsreiz auf der gesamten linken Körperseite.

G 10: Schultergürteldehnung durch Aufsetzen der Hände weit hinter dem Rücken

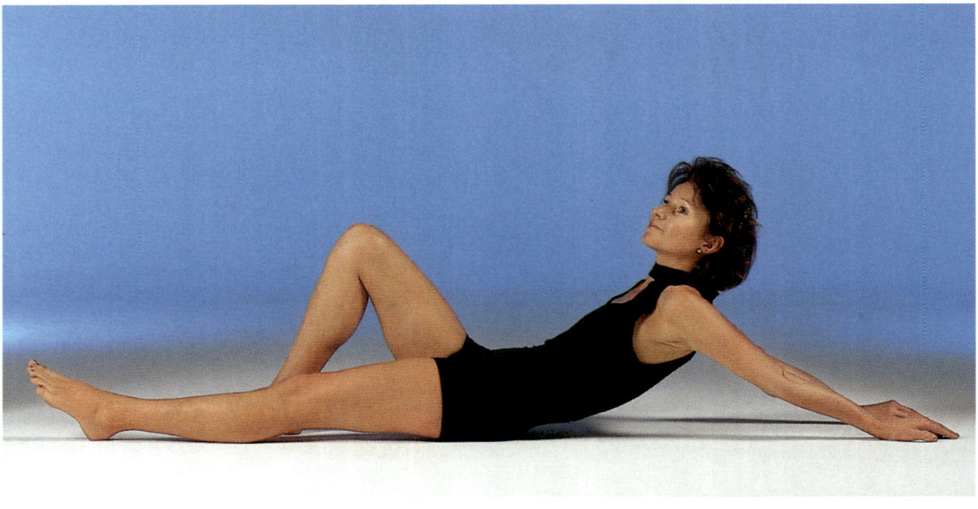

● Einen anderen Schwerpunkt erhält die Dehnung, wenn man den linken Arm seitlich auflegt, während das Körpergewicht auf dem gebeugten rechten Arm abgestützt wird. Die linke Schulter zieht nach unten und der Kopf dreht zur rechten Seite. Auf diese Weise wird vor allem der vordere Anteil des Deltamuskels gedehnt.

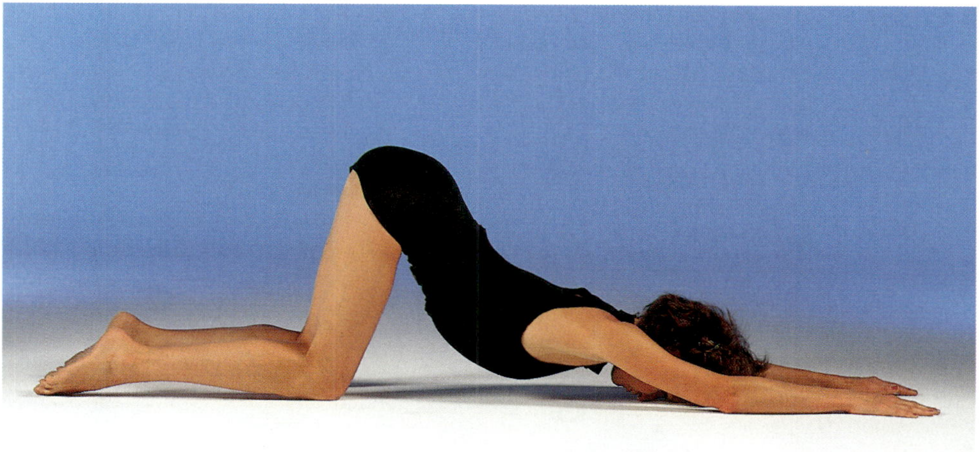

G 11: Schultern bei gestreckten Armen nach unten drücken

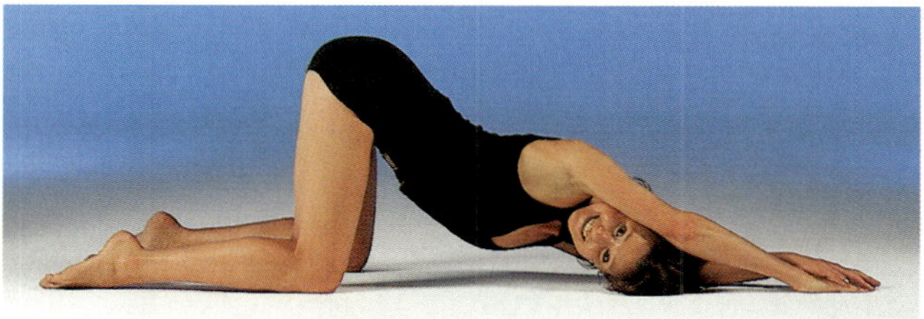

V 11:
Drehen des Oberkörpers bei aufeinander gelegten Händen

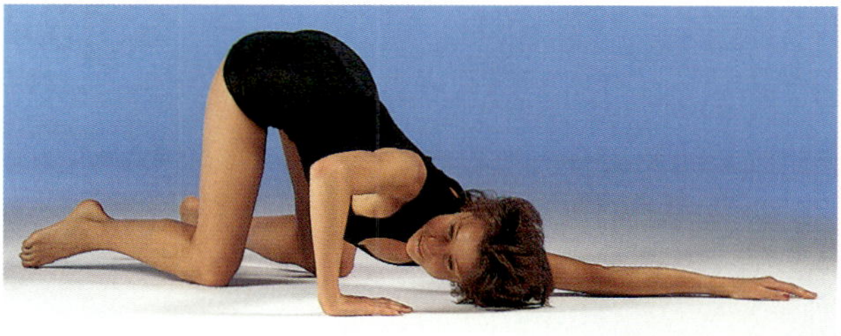

V 11:
Einseitig verstärkte Dehnung mit seitwärts aufgelegtem Arm

Unterarmmuskulatur und Hände

Grundübung 12
In der gestreckten Armhochhalte verflechten sich die Hände ineinander, die Handflächen werden nach oben gedreht. Nun ziehen die Arme weit nach rückwärts-aufwärts. Der Kopf zieht die Wirbelsäule gleichsam nach oben und kann leicht nach rückwärts geneigt werden, um die Öffnung des Brustkorbes zu verstärken. Bei dieser Handfassung soll sich der Stretch an der gesamten Armaußenseite bis hin zu den Handballen ziehen.

G 12: Im Flechtgriff Handflächen nach oben drehen und hochstrecken

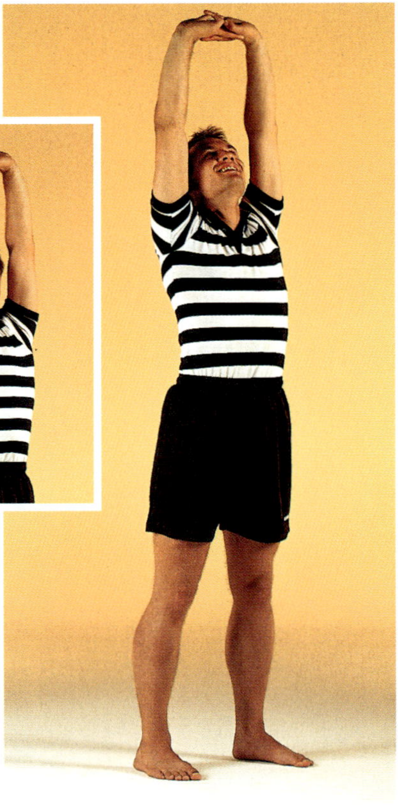

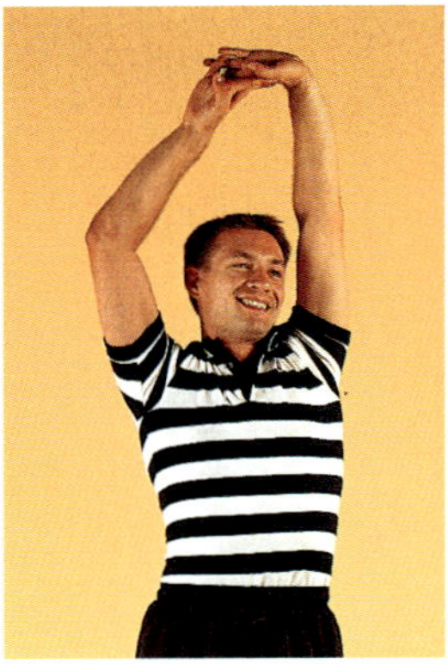

V 12: Verstärkte Dehnung der Unteram- und Handmuskulatur

Variation zu G 12
- Zieht eine Hand nach unten, kann die Dehnung des Unterarms verstärkt und zusätzlich die Hand überstreckt und damit gedehnt werden.

Grundübung 13
Die Hände falten, die Finger zeigen nach oben, die Ellbogen stehen horizontal. Während die Handflächen gegeneinander pressen, werden die Hände nach unten geführt, bis nur noch die Finger aufeinander liegen. Die Dehnung sollte an der Innenseite der Hände und Finger und in den Handgelenken spürbar sein.

G 13: Tiefführen der »gefalteten« Hände

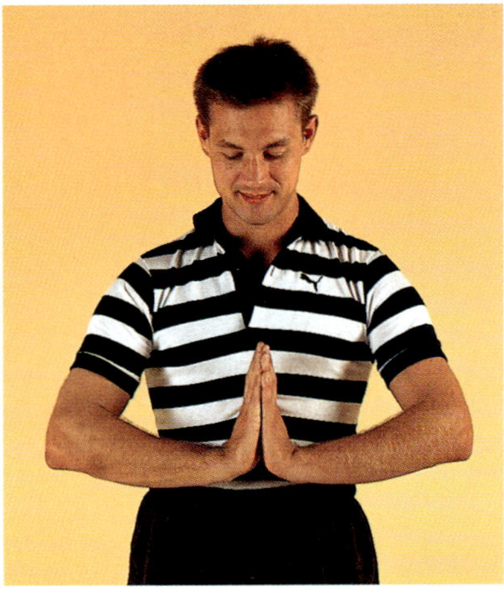

Grundübung 14
Die Handflächen in Schulterhöhe gegen die Wand abstützen, die Fingerspitzen zeigen nach unten. Die Handballen nun fest gegen die Wand pressen und mit dem Körper so weit wie möglich zurückgehen, bis sich eine Spannung von den Unterarmen bis zu den Schultern hin ausbreitet.

Variationen zu G 14
- Werden die Arme gebeugt, zieht die Spannung mehr zu den Handballen.

G 14: Unterarmdehnung gegen eine Wand

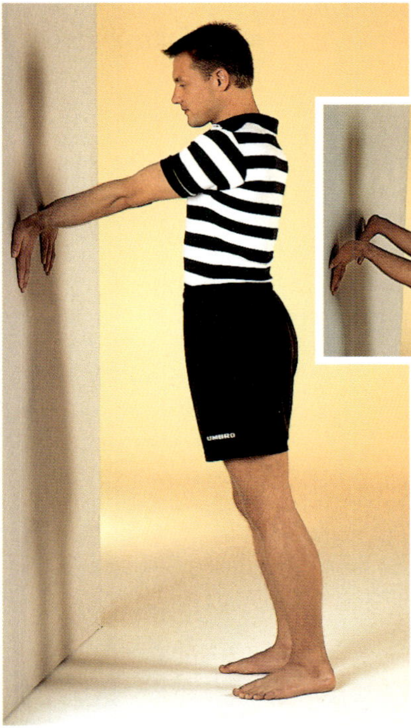

- Bei gebeugten Armen können auch die Handballen langsam von der Wand abgerollt werden, bis schließlich nur noch die Finger überstreckt sind.

Grundübung 15
Bei gebeugten Armen Handflächen hinter dem Rücken zusammenführen und möglichst die Handballen gegeneinander pressen. Die Fingerspitzen zeigen nach oben, die Schultern werden nach hinten gezogen. In dieser »Gebetshaltung« Hände so weit wie möglich nach oben schieben. Sodann die Ellbogen nach hinten drücken, den Kopf leicht zurücknehmen und den Stretch am geweiteten Brustkorb erfühlen und beibehalten.

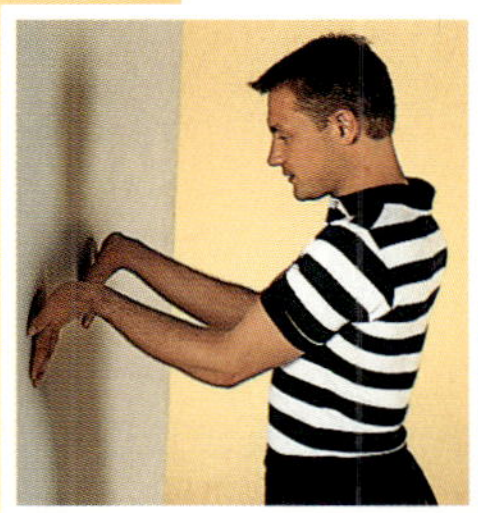

V 14: Durch Beugen der Arme verlagert sich die Dehnung auf die Handmuskulatur

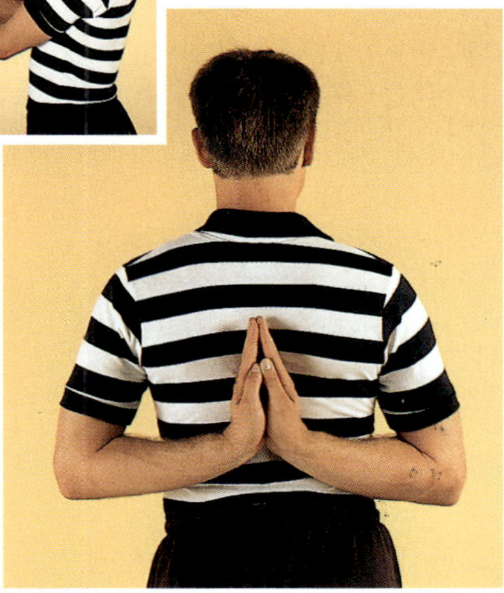

G 15: Handflächen hinter dem Rücken gegeneinander drücken

Seitliche Rumpfmuskulatur

Die Übung der folgenden vier Abschnitte dehnen die gesamte Rumpfmuskulatur und beugen und drehen die Wirbelsäule in alle ihr möglichen Bewegungsrichtungen. Dies hält die Muskeln, welche die einzelnen Wirbel in vielfacher Untergliederung verspannen und schützend umgeben, nicht nur elastisch, sondern stellt zudem einen wirkungsvollen Reiz für die intensive Versorgung der Bandscheiben dar.
Achtung: Um die Bandscheiben nicht einseitig zu überlasten, sollen immer zwei Bewegungen in Aufeinanderfolge geübt werden. So schafft ein Vorwärtsbeugen (z. B. Grundübung 19) Ausgleich nach einer Überstreckung (z. B. Grundübung 23).

Grundübung 16

Im Grätschstand wird ein Arm leicht abgestützt, der andere Arm ist in Hochhalte. Den Oberkörper leicht seitwärts beugen, wobei der gestreckte Arm in Verlängerung des Rumpfes nach schräg oben zieht. Der Kopf soll diese seitliche Streckung des Körpers fortsetzen und daher nicht im Halswirbelbereich »abknicken«.

Diese Übung sieht leichter aus, als sie ist: Meist dreht der Körper unmerklich oder die Hüfte weicht seitlich aus. Ideal wäre es, wenn Sie sich in einem Spiegel kontrollieren könnten. Beobachten Sie sich vor allem von der Seite, um eine Oberkörpervorneigung erkennen zu können. Ist kein Spiegel vorhanden, ist es hilfreich, sich vorzustellen, dass der Arm hinter dem Kopf nach schräg oben zieht.

Variationen zu G 16

- Drehen Sie den Körper in weiter Seitbeuge auf. Der Blick zeigt zur Decke, und der Brustkorb öffnet sich so weit wie möglich.
- Gekoppelt mit einer Seitverlagerung zur gleichen Seite wird die Dehnung bis ins Bein fortgesetzt.
- Durch ein Verschränken der Arme über bzw. hinter dem Kopf kann man den Zug selbst in den Arm-Schulterbereich hinein verlängern.
- Das rechte Bein kreuzt weit neben das linke, die Hüfte bleibt frontal. Nun zieht der Oberkörper in die Seitbeuge, wobei der linke Arm gestreckt über dem Kopf nach schräg oben zieht. Mit der Beugung des rechten Beines wird zunehmend Gewicht auf das rechte Bein verlagert und der Stretch an der linken Körperseite erfühlt.

V 16: In der Seitbeuge Drehung des Oberkörpers nach oben

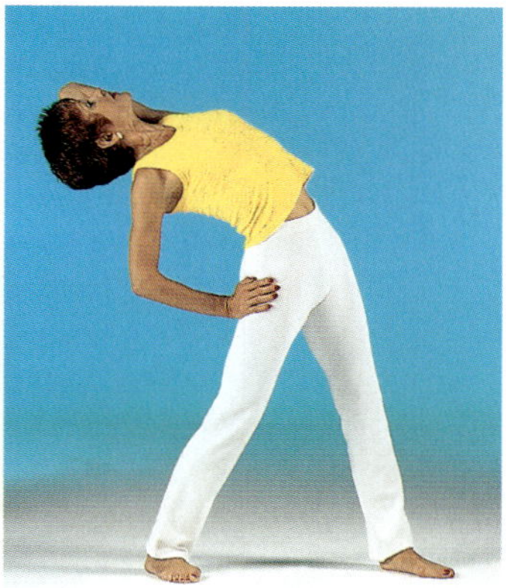

G 16: Oberkörperseitbeuge

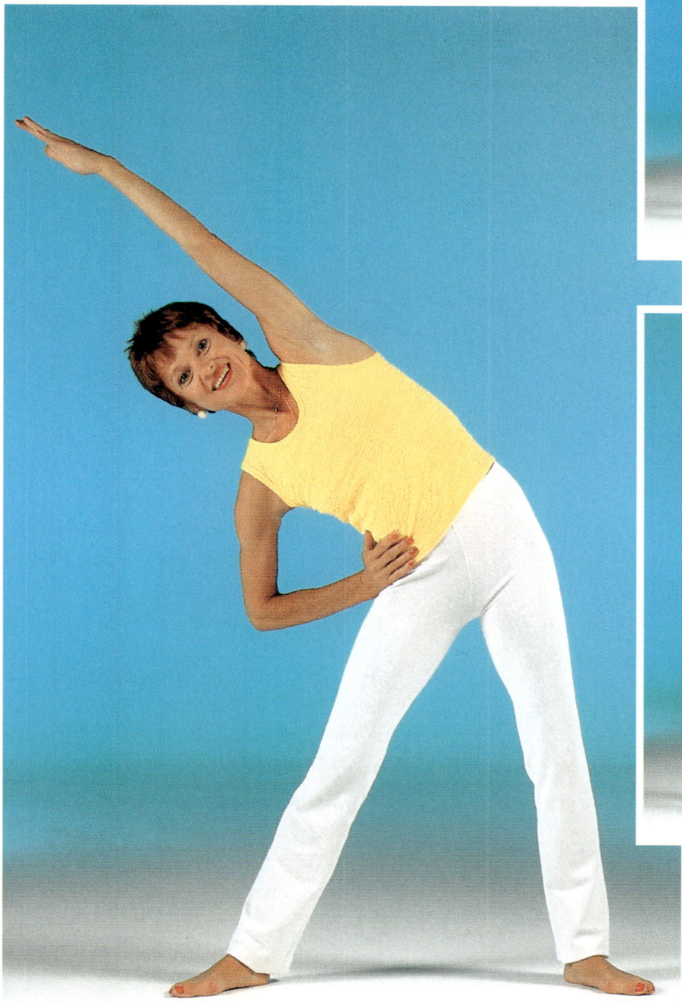

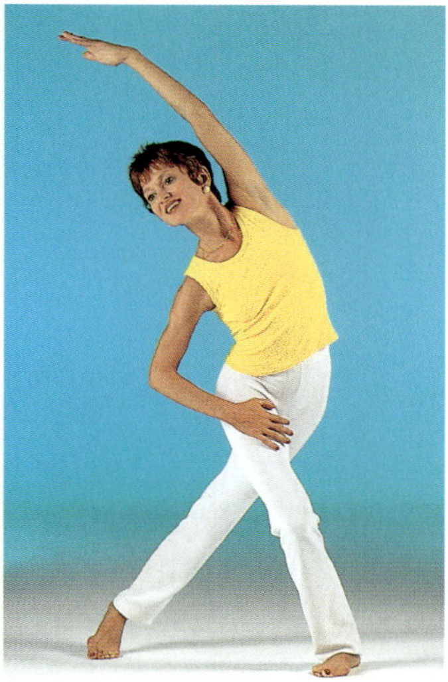

V 16: Intensivierung der Seitendehnung durch Überkreuzen der Beine

Grundübung 17
Aus dem Kniestand wird das Bein seitwärts gestreckt ausgestellt, und das Gewicht ist auf dem Arm abgestützt. Der andere Arm zieht gestreckt nach schräg oben, bis die gesamte seitliche Rumpfmuskulatur gestreckt ist. Die Hüfte wird so weit wie möglich nach vorne geschoben, bis das gestreckte Bein, der Rumpf und der Arm eine Linie bilden. Kopf leicht in den Nacken nehmen und in diesem Stretch entspannen und ruhig atmen.

Variationen zu G 17

- Je weiter das gestreckte Bein nach hinten gesetzt wird, desto stärker verlagert sich der Stretch auf die Körpervorderseite, vor allem auf die schräge Bauchmuskulatur.
- Bei gleicher Überstreckung wird das rechte Bein gebeugt, die Füße liegen gekreuzt aufeinander. Die Hüfte ist weit geöffnet und nach oben gedreht, der Blick zeigt nach hinten-oben.

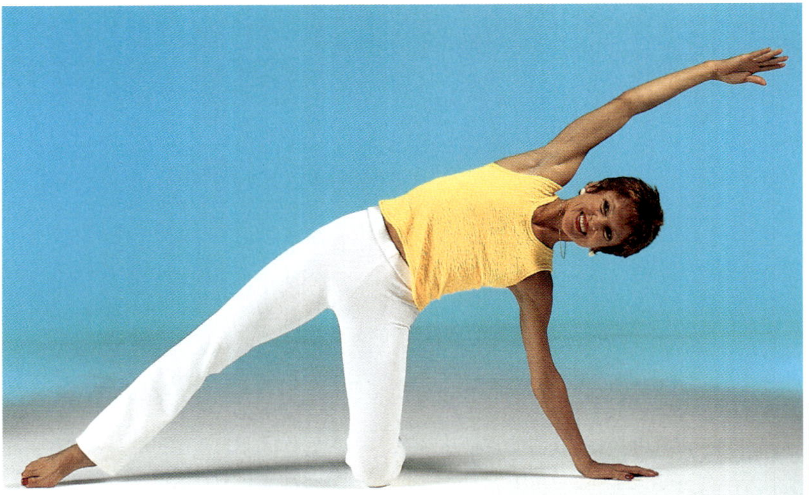

G 17: Dehnung der seitlichen und vorderen Rumpfmuskulatur im Kniestand

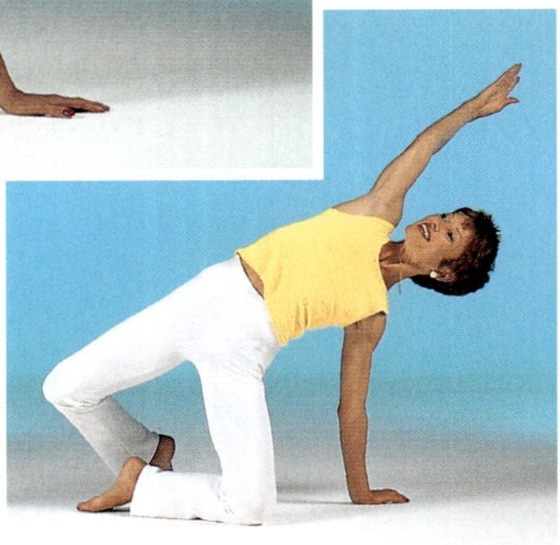

V 17: Verstärkte Überstreckung durch Überkreuzen der Füße

Grundübung 18

Eine Stange oder einen Türrahmen in Reichhöhe mit beiden Händen fassen und durch Beugen der Knie zum Hängen kommen. Völlig entspannen und tief atmen.

G 18: Entspanntes »Aushängen« zur Streckung des gesamten Körpers

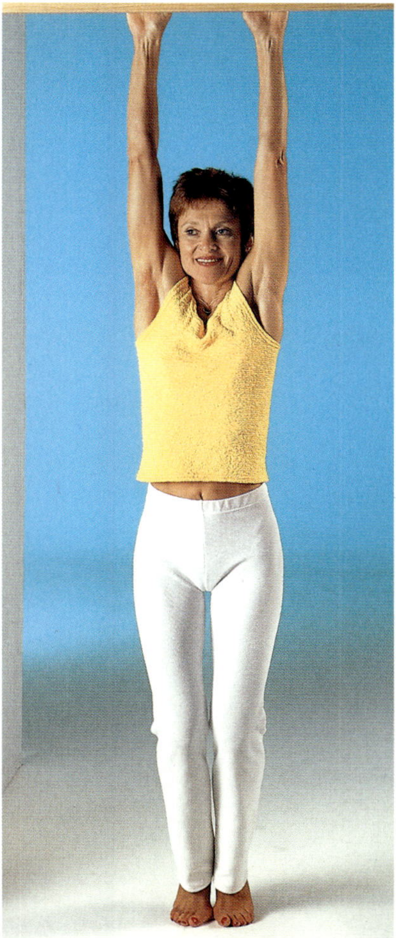

Diese Übung ist eine hervorragende Streckung des gesamten Körpers und entlastet vor allem wohltuend die Wirbelsäule bzw. die Bandscheiben. Eine Möglichkeit zum Hängen findet sich nicht nur in der Turnhalle an Reck oder Ringen. Versuchen Sie es einmal an einer Teppichstange, einem Ast oder einem Türstock.

Variation zu G 18

- Ist die Reckstange gut in Reichhöhe, kann der Körper in eine seitliche Bogenspannung oder auch eine leichte Überstreckung gebracht werden. Der Körper wird dabei nicht verdreht.

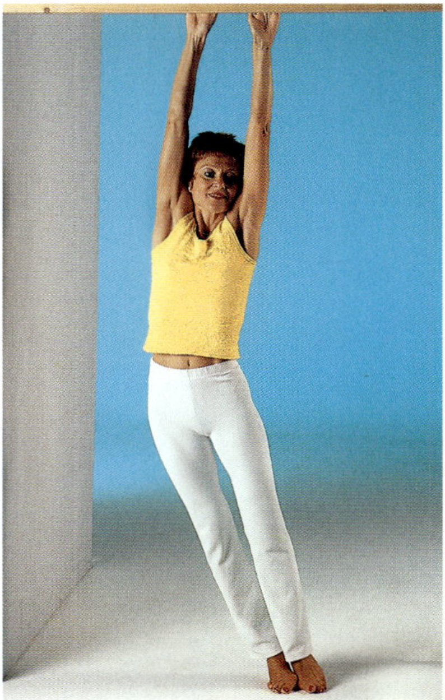

V 18: Verstärken der seitlichen Streckung

Rückenmuskulatur

Grundübung 19
Im Stand die Hände auf den Hinterkopf fassen. Der Oberkörper rollt nach vorne-unten, indem die Wirbelsäule vom Hals ausgehend sich bewusst Wirbel um Wirbel nach vorne krümmt. Das Kinn ruht auf dem Brustbein, und die Hände verstärken sanft den Zug, der sich im Nacken längs der Wirbelsäule ausbreitet.

Variation zu G 19

- Durch eine Beugung in den Knien wird die Rundung des Rückens bis zum Lenden- und Kreuzbein und Gesäß fortgesetzt.

G 19: Rundung von Hals- und Brustwirbelsäule im Stand

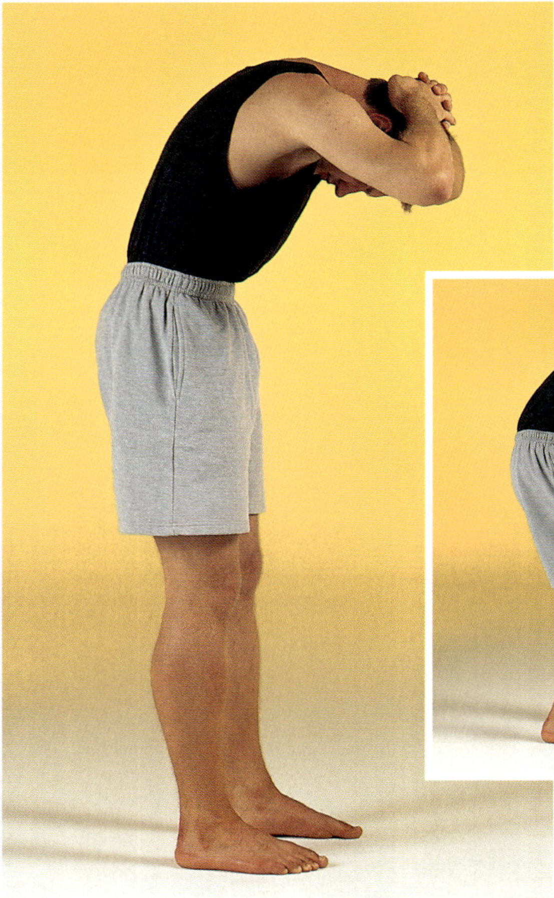

V 19: Verstärkung der Rückenrundung durch Beugen der Beine

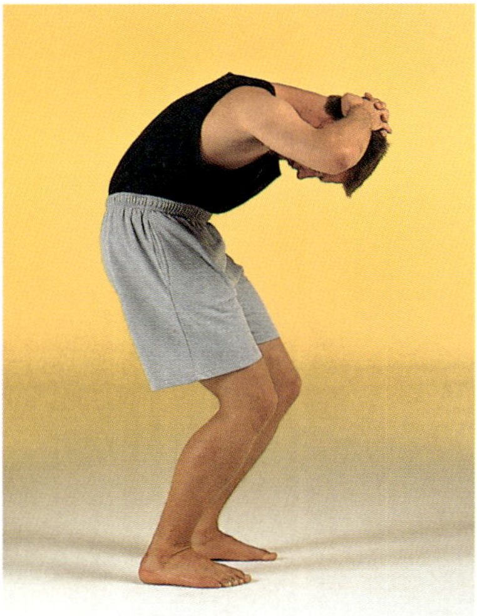

Grundübung 20
Im Sitz werden die Beine hüftbreit angewinkelt aufgestellt. Nun fassen die Arme von innen unter den Beinen durch und umfassen die Fußriste. Kopf und Oberkörper ziehen langsam nach vorne-unten. Mit Hilfe der Hände kann die Position gehalten werden. Der Stretch ist längs der Wirbelsäule zu fühlen und betrifft die tiefe Rückenmuskulatur sowie, je nach Zug der Hände, die Muskulatur des Schultergürtels.

Variation zu G 20
- Die Fußflächen zeigen zueinander, werden von den Händen umschlossen und nahe zum Gesäß gezogen. Die Knie werden durch die am Körper gehaltenen Ellbogen sanft zum Boden hin gedrückt. Wie bei der Grundübung beugen sich Kopf und Oberkörper nach unten, bis sich Stirn und Hände möglichst berühren. In dieser Stellung verbleiben und bewusst atmen.

Je weiter die Fersen zum Körper gezogen werden, desto mehr erfährt auch die Gesäß- und Beinmuskulatur eine Dehnung.

G 20: Dehnung der geraden Rückenmuskulatur im Sitz

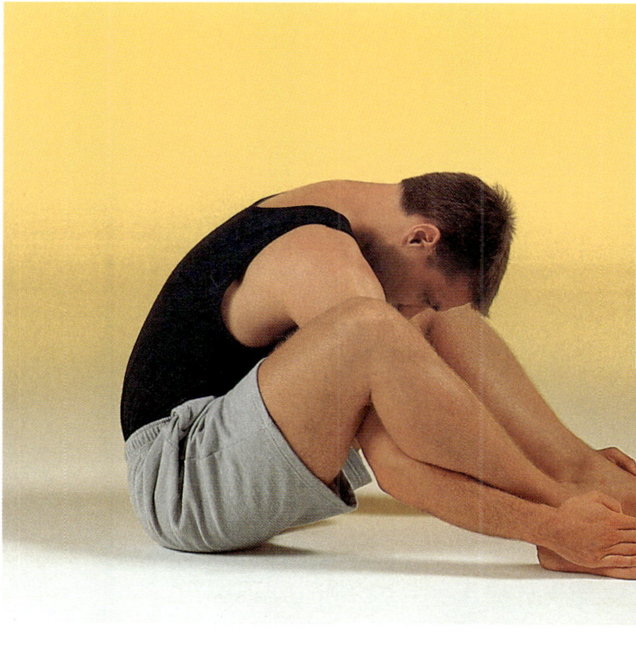

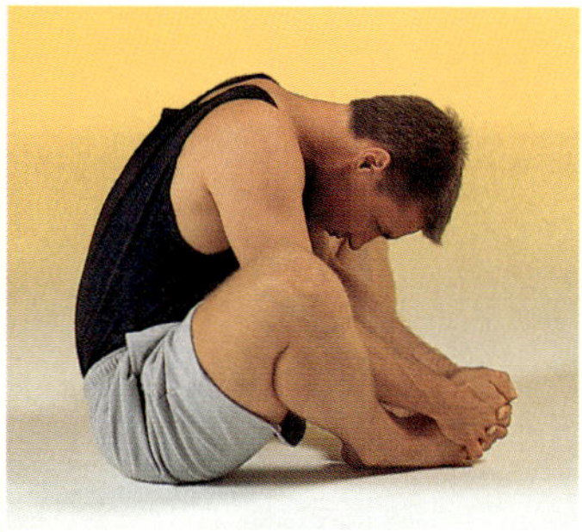

V 20: Rückendehnung im Sitz mit den Fußflächen zueinander

Grundübung 21:
Aus der Rückenlage Beine über den Kopf führen und gestreckt auf einem Stuhl, Sofa o. ä. ablegen. Die Arme sind locker hinter dem Kopf abgelegt. Es ist ratsam, unter Kopf und Nacken ein Kissen zu legen. Atmen Sie auch hier so tief wie möglich, indem Sie vor allem das Vorwölben des Bauches betonen, da die Brustkorbbewegung durch die Krümmung eingeschränkt wird.

Variationen zu G 21

- Fällt Ihnen diese Übung nicht mehr schwer, so können die Beine auf den Boden, möglichst weit hinter dem Kopf, aufgesetzt werden. Der Kopf weicht dabei nicht zur Seite aus.
- Ein Höchstmaß an Dehnung für die langen Rückenstrecker ist erreicht, wenn die Knie neben den Ohren abgesetzt werden. Die Arme liegen hinter dem Kopf und umschließen die Unterschenkel.
- Eine intensivere einseitige Dehnung für die langen Rückenstrecker und die breite Rückenmuskulatur erreicht man, wenn beide Knie auf eine Seite abgelegt werden.

G 21: Ablegen der Beine hinter dem Kopf

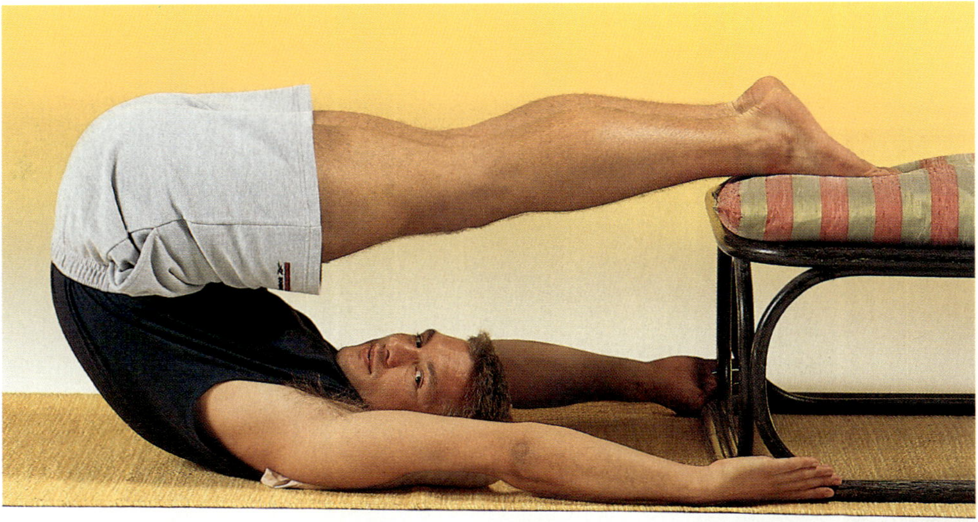

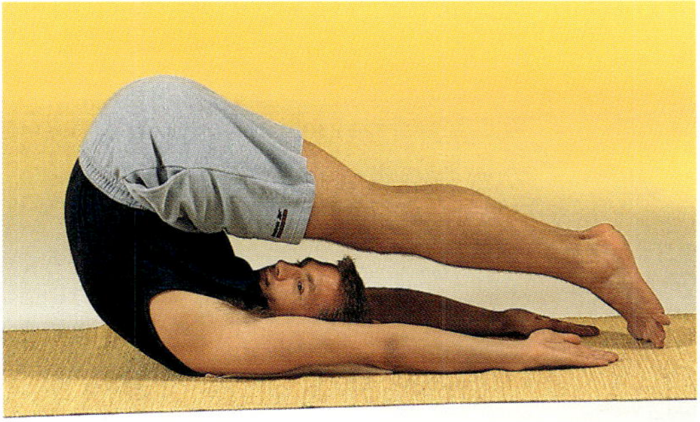

V 21: Ablegen der gestreckten Beine hinter dem Kopf auf dem Boden

V 21: Ablegen der Knie neben dem Kopf

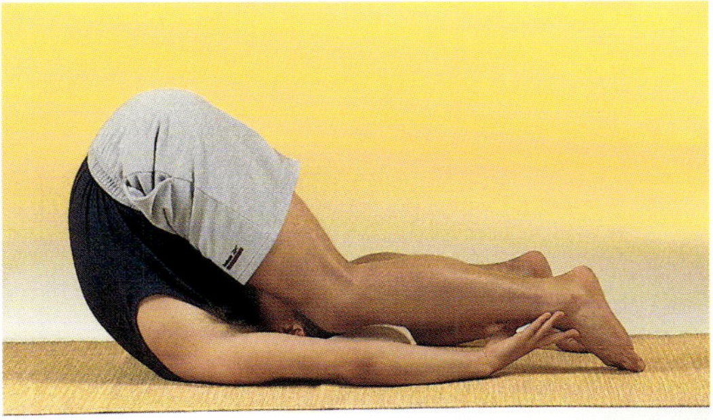

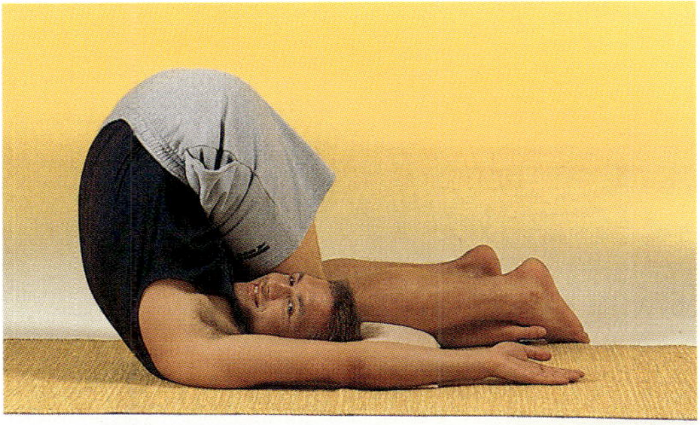

V 21: Einseitige Intensivierung durch Ablegen beider Beine zu einer Seite

Vordere Rumpfmuskulatur

Grundübung 22
Sitz auf einem Schemel, Kissenberg, Kastenteil o. ä. Während sich die Hände am vorderen Rand einhalten, langsam rückwärts absenken, so dass der Kopf auf dem Boden ruht. Ist eine angenehme Position gefunden, die Arme lang ausstrecken, Schultern locker hängen lassen und ganz entspannen. Es soll eine wohltuende Streckung der Bauchmuskulatur und der Bauchorgane zu spüren sein.

Variation zu G 22
- Der Stretch ist an der Auflagekante am größten. Wandern Sie daher mit dem Rückgrat an der Kante entlang und probieren Sie verschiedene Positionen aus.

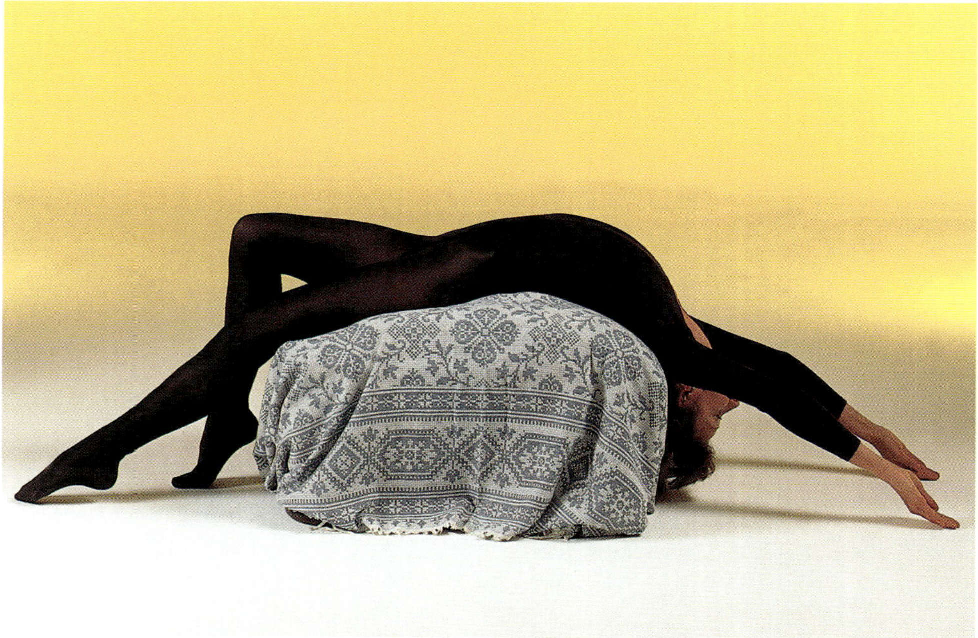

G 22: Entspannntes Zurücklegen auf einem Schemel zur Streckung der Körpervorderseite

Grundübung 23

In ganz entspannter Bauchlage Hände in Schulterbreite vor dem Kopf aufsetzen. Die gebeugten Arme vorsichtig zur Streckung bringen und den Kopf in den Nacken nehmen, so dass sich eine wohltuende Dehnung an der Körpervorderseite einstellt.

Variation zu G 23

- Ist eine gewisse Beweglichkeit im Lendenwirbelbereich erreicht, können die Arme senkrecht aufgestützt und das Körpergewicht darauf abgestützt werden. Wegen der verstärkten Überstreckung in der Hüfte werden die Hüftbeuger mit gedehnt.

Diese Übung – im Yoga Kobra oder Schlangenhaltung genannt – ist, wie der Name andeutet, gut für eine bewegliche und »wendige« Wirbelsäule. Wegen der Streckung der vorderen Bauchorgane bei gleichzeitiger Komprimierung der rückwärtigen Organe wird dieser Übung eine Heilwirkung bei vielen organischen Funktionsstörungen zugeschrieben.

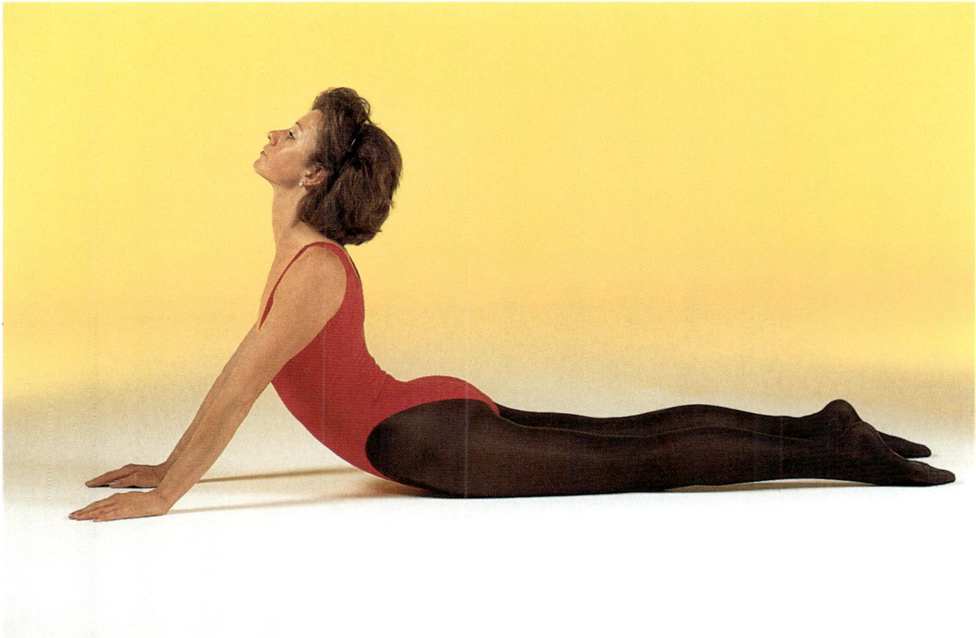

G 23: In der Bauchlage Körperüberstreckung durch Abstützen des Körpers auf die Arme

Grundübung 24

Aus dem Kniestand, mit etwa hüftbreitem Abstand der Beine, Oberkörper zurücklehnen und mit den Händen auf den Fersen abstützen. Den Kopf zurücknehmen und mit dem Ausatmen die Hüfte möglichst weit nach vorne schieben, bis der Körper einen Bogen bildet und sich ein Zug an Bauch- und Oberschenkelvorderseite einstellt. Versuchen Sie, ganz normal zu atmen, das Gesicht nicht zu verkrampfen und in der Bogenspannung zu bleiben.

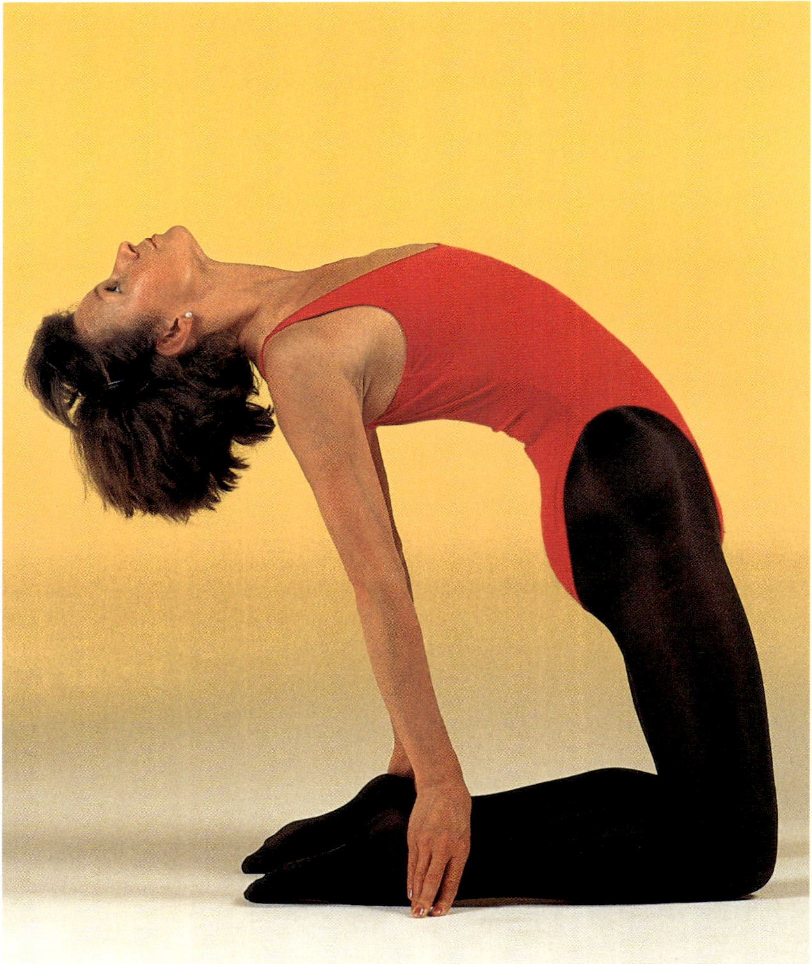

G 24: Rückbeugen des Oberkörpers im Kniestand

Variationen zu G 24

- Schwieriger wird die Übung, wenn die Beine geschlossen werden.
- Stützt man sich mit beiden Händen hinter den Füßen auf dem Boden ab, so wird in erster Linie eine Spannung in den Oberschenkeln erwirkt.
- Auch hier kann man eine einseitige Intensivierung erzielen, indem nur eine Hand auf der Ferse abstützt und der andere Arm in Hochhalte nach oben steht. Je nach Beweglichkeit kann die Hand zur nahen Ferse ziehen oder sich auch mit zusätzlicher Körperverwringung auf der weiter entfernten Ferse abstützen.

Achtung: Bei Verletzungen oder Schäden an der Wirbelsäule dürfen diese Übungen nicht gemacht werden!

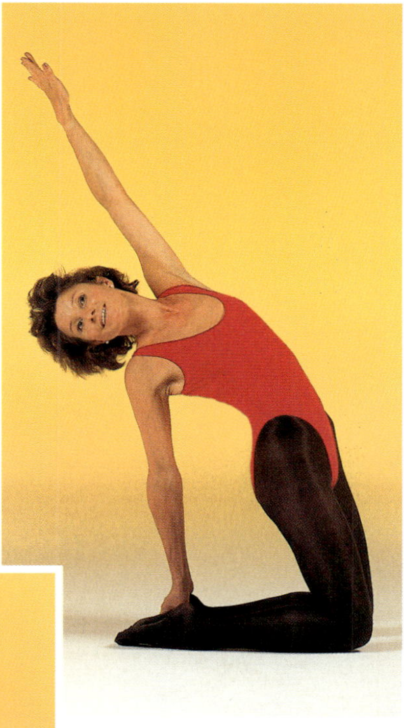

V 24: Einseitige Intensivierung durch seitliche Verwringung des Oberkörpers

V 24: Aufstützen der Hände hinter den Füßen

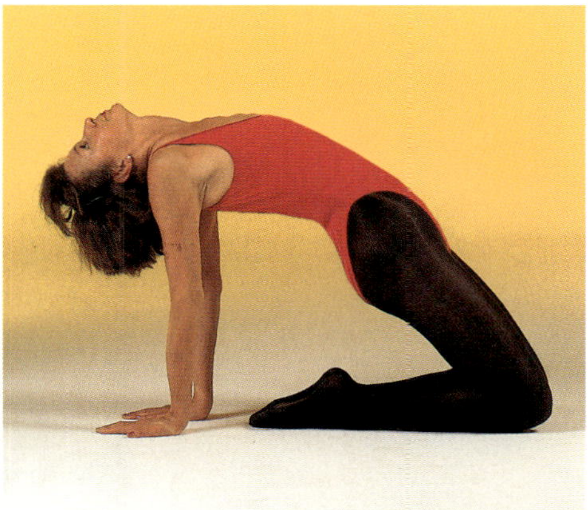

Grunddübung 25
In der Rückenlage, mit dem Gesäß etwa $^1/_2$ m von der Wand entfernt, die gebeugten Beine hüftbreit gegen die Wand abstützen. Mit Hilfe der Hände, die das Gesäß oder den Lendenbereich nach oben drücken, wird der Körper zur Streckung gebracht. Nur noch der Nacken ruht auf dem Boden. Um die empfindlichen Halswirbel nicht zu verletzen, sollten Kopf und Nacken durch Kissen gepolstert sein. Durch langsames Abrollen der Hals-, Brust- und Lendenwirbel zurück zur Ausgangslage kommen.

Die wohltuende Wirkung dieser Übung beruht darin, dass die Bauchorgane durch die Kopfstellung mit der Schwerkraft zum Brustkorb gezogen werden. Wenn Sie zusätzlich eine betonte Bauchatmung durchführen, erfahren die Bauchorgane eine hervorragende Massage.
Diese Übung hat gegenüber der bekannten Kerze den Vorteil, dass mit der Wand als Stützhilfe die Körperstreckung nicht durch Kraftanstrengung gehalten werden muss. Während sonst die Beine gern vornüber»klappen«, kann die Streckung hier leicht auch längere Zeit entspannt beibehalten werden.

<ins>*Variation zu G 25*</ins>
- Die Schwerkraftwirkung auf die Bauchorgane kann verstärkt werden, wenn man näher an die Wand rückt und somit den Körper mehr der Senkrechten annähert.

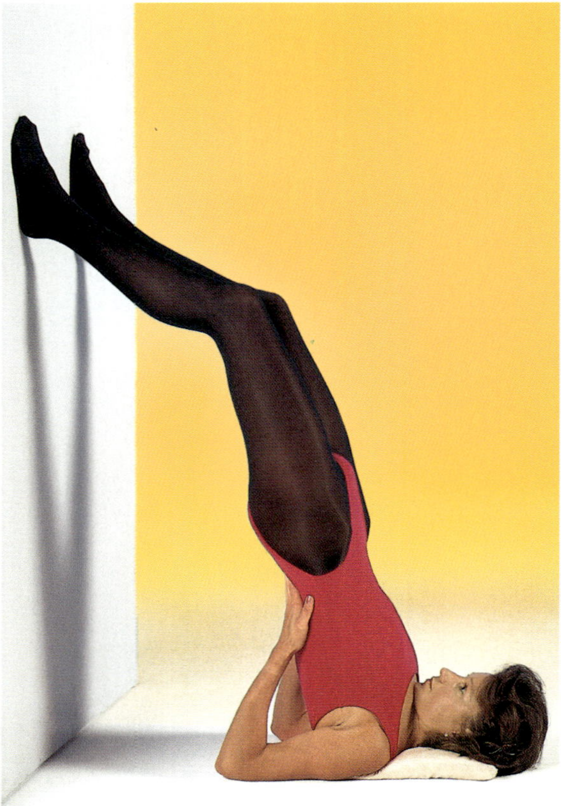

G 25: Körperstreckung im Nackenstand mit den Füßen an der Wand

Grundübung 26
Brücke: Wichtig dabei ist, zunächst die Arme voll durchzustrecken und den Kopf in den Nacken zu nehmen, d. h. auf die Hände zu schauen. Die Fingerspitzen zeigen zu den Füßen. Die Fußsohlen bleiben am Boden. Gelingt dies, dann versuchen Sie, die Beine zu strecken. Hierdurch wird die Krümmung vermehrt in den Brustbereich verlagert, wo die Wirbelsäule mehr Spielraum für die sog. Lordosenkrümmung bietet. Es ist daher nicht das Ziel, Hände und Beine um jeden Preis anzunähern!

Besonders für Fortgeschrittene, die schon eine überdurchschnittliche Beweglichkeit in den Brustwirbeln und im Schultergürtel erreicht haben, stellt die Brücke eine hervorragende Dehnung der gesamten vorderen Bein-, Rumpf- und Schultermuskulatur dar. Für Anfänger ist sie lediglich ein »Kraftakt« und daher als Stretchingübung nicht sinnvoll!
Zum Erlernen ist die Unterstützung durch einen Partner von großem Wert.

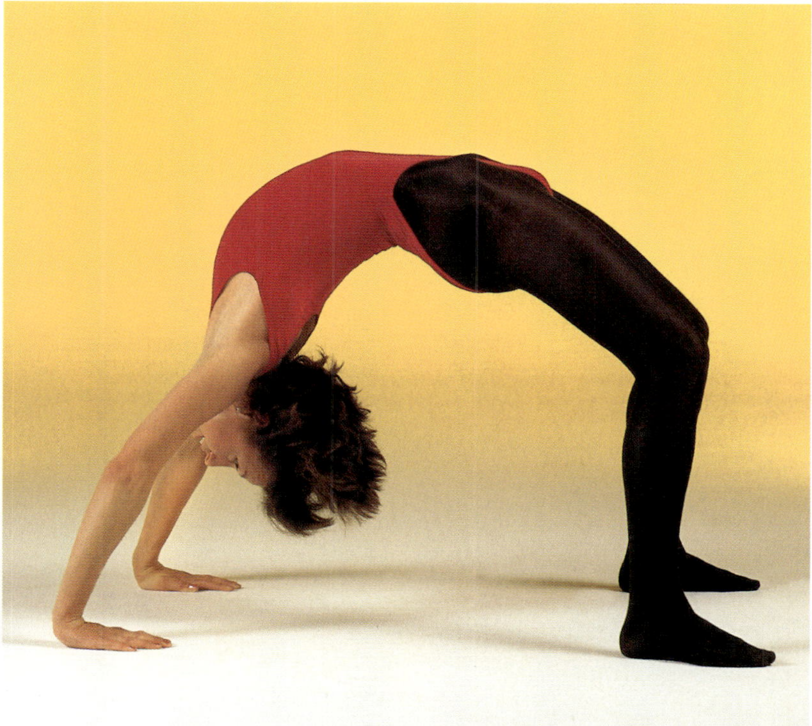

G 26:
Für Fortgeschrittene:
Brücke

Gesamte Rumpfmuskulatur

Die folgenden Längsverwringungen der Wirbelsäule können beginnenden Versteifungen im Lenden- und Brustkorbbereich schonend vorbeugen. Dazu ist bei allen Übungen darauf zu achten, dass die Wirbelsäule immer zuerst ganz gerade gestreckt wird. Dies gilt besonders im Sitz. Wichtig ist auch, dass Sie die Körperstellung *langsam* einnehmen und einen Wirbel nach dem anderen verwringen. Beginnen Sie damit am untersten Lendenwirbel und arbeiten Sie sich so bis zu den Halswirbeln vor, wo eine Kopfdrehung die Bewegung abschließt.

G 27: Oberkörperverwringung in der Rumpfvorbeuge

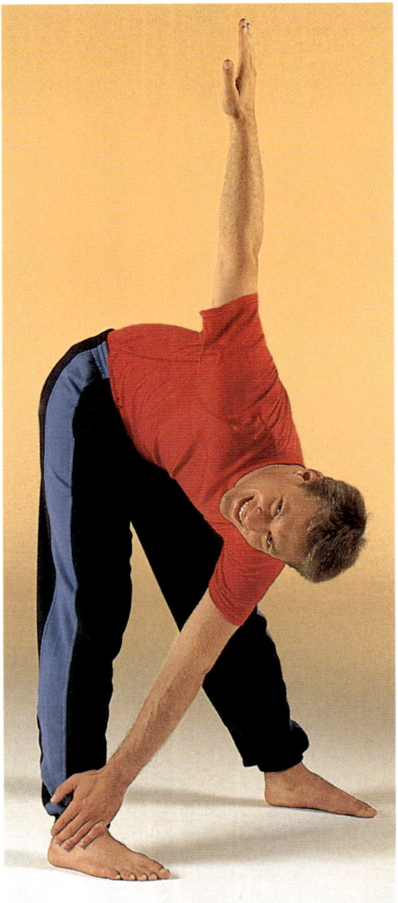

Grundübung 27

Aus dem Grätschstand den Oberkörper nach vorne beugen und mit der linken Hand die rechte Ferse fassen. Wichtig für die Körperverwringung ist nun, dass der rechte Arm weit nach schräg-rückwärts zieht und mit einer Kopfdrehung der Blick zur rechten Hand zeigt.

Variation zu G 27

- Je nach individueller Beweglichkeit kann die Grätsche erweitert und dadurch eine Dehnung der hinteren und inneren Beinmuskulatur mit einbezogen werden.

Grundübung 28

Aus dem Kniestand rechts seitlich neben die Unterschenkel absetzen, so dass möglichst beide Gesäßhälften zum Boden ziehen. Die linke Hand fasst auf das rechte Knie und unterstützt eine langsame Drehung des Körpers nach rechts, indem bewusst nacheinander Lenden-, Brust- und Halswirbel sich nach rechts verwringen. Die Position fixieren, indem die rechte Hand weit hinter den Rücken zieht und auf dem Boden aufstützt, die linke Hand schiebt die Fingerspitzen unter das Knie. Einen Fixpunkt mit den Augen suchen, durchatmen und in dieser Position verbleiben.

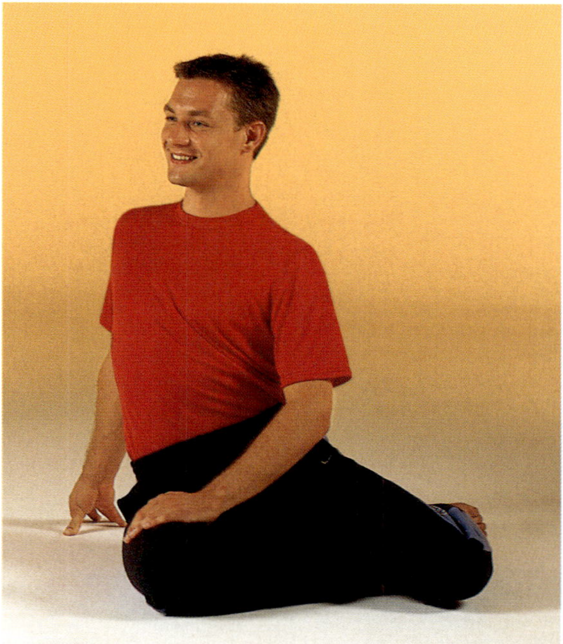

G 28: Verwringung der Wirbelsäule im Sitz bei seitlich abgewinkelten Beinen

Variationen zu G 28

- Haben Sie schon eine gewisse Vertrautheit mit dieser Stellung erlangt, versuchen Sie, mit dem rechten Arm hinter dem Rücken den linken Oberarm zu fassen.

Kann dieser Stretch allerdings nur unter Verkrampfungen gehalten werden, verliert er seinen Sinn. Wie auch bei anderen Übungen gilt hier: Lieber die einfache Grundübung länger ausführen, als sich mit unnötigen »Verrenkungen« zu verletzen.

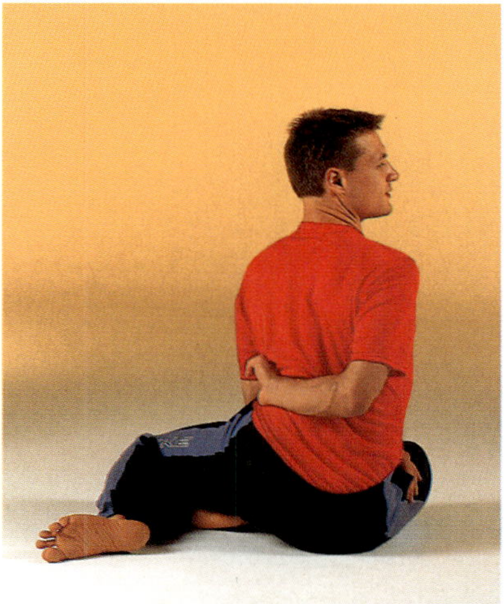

V 28: Fixieren der Position durch Fassen der Arme

- Aus dieser Wirbelsäulenverwringung heraus kann der Oberkörper weit nach vorne-unten gebeugt werden. Die Dehnung ist hierbei vor allem im breiten Rückenmuskel zu spüren.

Grundübung 29
Aus der Kniestellung reicht der rechte Arm weit unter dem gebeugten linken Arm hindurch, so dass die rechte Schulter auf dem Boden ruht, der Kopf liegt entspannt seitlich auf dem Boden. Der linke Arm zieht nun gestreckt nach rückwärts, um die Körperverwringung fortzuführen.

G 29: Im Kniestand Körperverwringung durch Auflegen einer Schulter

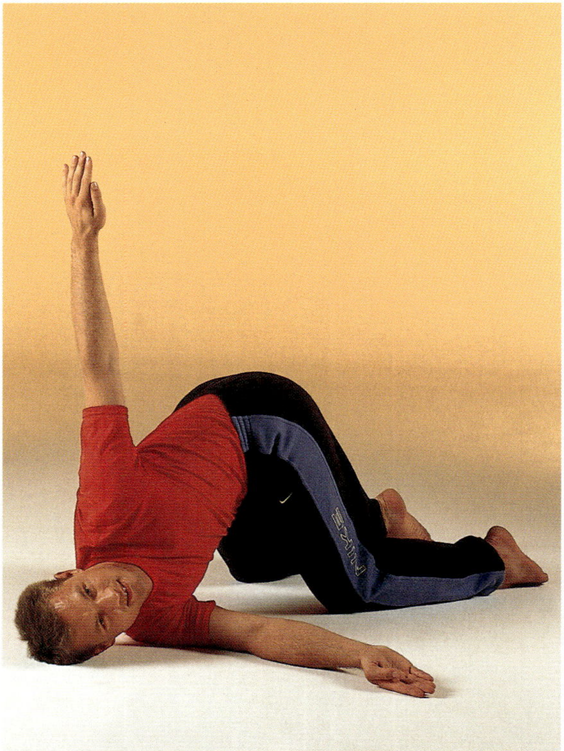

Grundübung 30
Im Strecksitz das linke Bein beugen und die Ferse bis an das Gesäß heranziehen. Die Fußsohle bleibt ganz auf dem Boden. Mit einer Körperdrehung zum aufgestellten Bein zieht der linke Arm weit hinter den Körper und wird sodann auf den Boden aufgestützt. Versuchen Sie, dabei die Wirbelsäule ganz gerade zu strecken. Diese Stellung fixieren, indem die rechte Armaußenseite gegen das linke Knie drückt und mit der Hand auf den linken Fuß fasst. Eine Kopfdrehung nach links setzt die Verwringung bis in den Halsbereich fort.

Variationen zu G 30

- Eine größere Einheit des Körpers erzielt folgende Beinstellung: Das linke gebeugte Bein wird über das rechte gekreuzt und fest an den Körper herangezogen, das rechte Bein ist eingeschlagen, so dass die Ferse das Gesäß berührt, die linke Hüftseite weicht möglichst nicht nach oben aus. Wie bei der Grundübung wird die Körperverwringung durch einen Druck des Armes gegen das Knie gehalten (siehe auch S. 116).
- Verhaken Sie den linken Arm hinter dem Rücken am rechten Oberarm, oder, wenn dies nicht gelingt, legen Sie die Hand auf den Oberschenkel. Die rechte Hüftseite auf dem Boden lassen und wirklich nur die Wirbelsäule drehen.

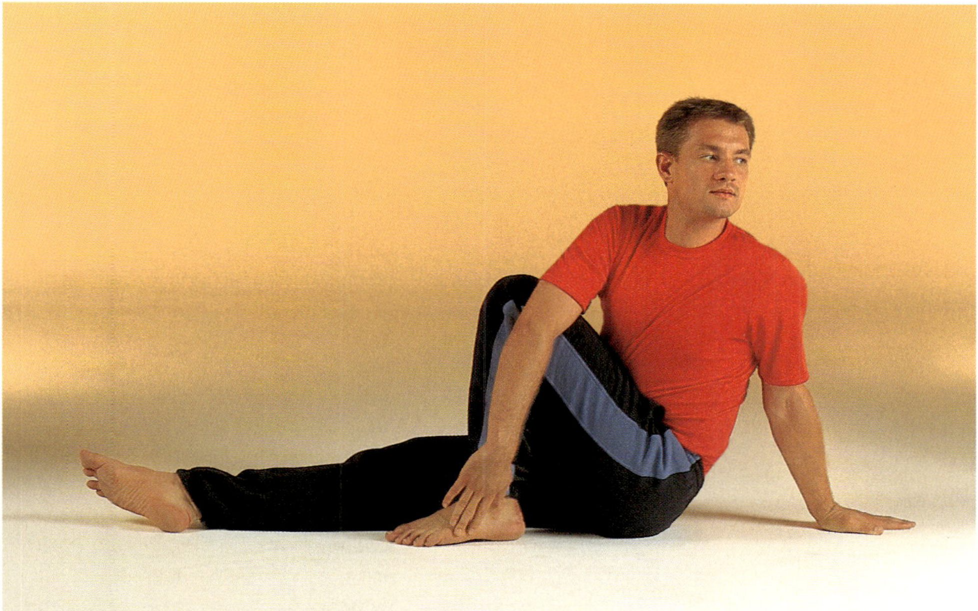

G 30: Körperverwringung im Strecksitz

Dieser Stretch gehört zu den typischen Yogaübungen. Wegen der optimalen Verwringung der Wirbelsäule wird ihr eine hohe Heilwirkung bei Rückenschmerzen und Haltungsschwächen zugeschrieben. Daneben soll sie eine Hilfe bei Rheuma, Blasen- und Leberfunktionsstörungen bieten.

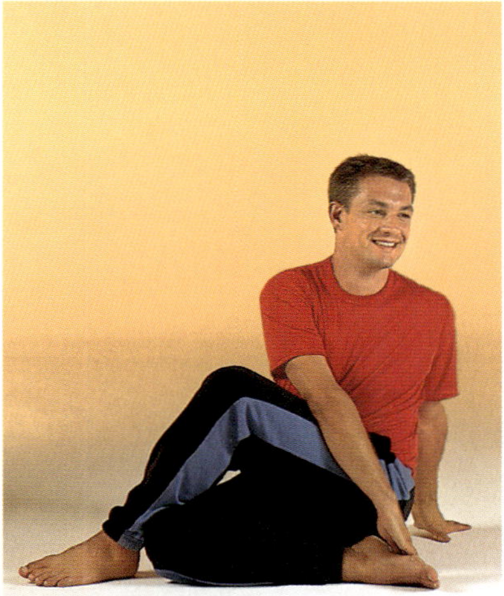

V 30: Körperverwringung im Sitz mit überkreuzt abgewinkelten Beinen

Vordere Oberschenkelmuskulatur

Die Dehnungsfähigkeit der vorderen, inneren und hinteren Beinmuskulatur ist allzu oft ein Schwachpunkt. Vor allem die innere und hintere Oberschenkelmuskulatur ist bei vielen Menschen verkürzt, weshalb diese Übungen auch als am schwierigsten empfunden werden. Eine freie Hüftbeweglichkeit aber ist Voraussetzung für eine uneingeschränkte Koordination der Bewegungen beim Gehen und Laufen, für die natürliche Beckenstellung und schließlich für eine gute Haltung. Die Tatsache, dass bei Sportlern die meisten Muskelrisse am Oberschenkel auftreten, bestätigt nur einmal mehr, dass dieser Bereich beim Dehnen nicht vernachlässigt werden darf.
Männer werden bei den folgenden Übungen deutlich mehr Schwierigkeiten haben, da ihr Hüftgelenk anatomisch anders gebaut ist als das der Frauen. Dass mit Übung dennoch große Fortschritte erzielt werden, beweisen die Turner.

Grundübung 31
In der Bauchlage ein Bein anwinkeln und mit beiden Händen am Knöchel umfassen. Kopf entspannt zur Seite ablegen und den Stretch individuell verstärken. Als Vorübung kann der Fuß erst nur mit einer Hand gehalten werden.

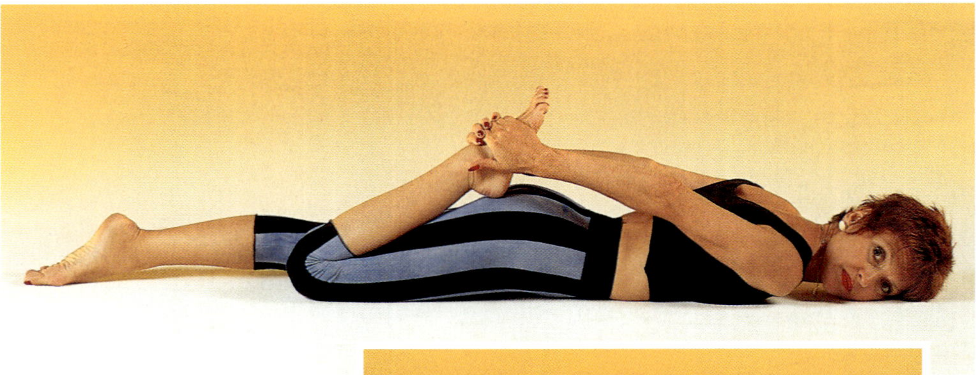

G 31: Rückwärtiges Anwinkeln eines Beines in der Bauchlage

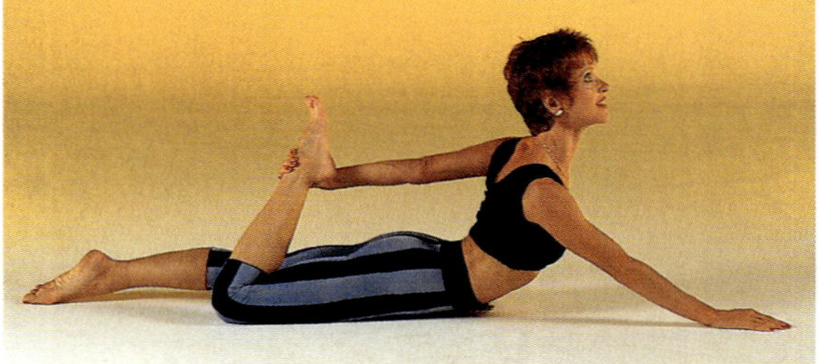

V 31: Intensivierung durch Aufrichten des Oberkörpers und Hochziehen des Beines

Variation zu G 31

- Die linke Hand umfasst den rechten Knöchel und zieht das Bein und den Oberkörper so weit wie möglich nach oben. Der rechte Arm stützt den Körper ab und ermöglicht damit eine Entspannung.

Grundübung 32

Aus dem Fersensitz ein Bein so weit wie möglich nach rückwärts strecken, wobei der Fußrist ganz gerade auf dem Boden aufliegt und das Gesäß auf der Ferse des gebeugten Beines ruht. Die Hände sind auf dem vorderen Knie aufgestützt. Durch ein Aufrichten des Oberkörpers ist der Stretch an der Beinvorderseite und im Leistenbereich fühlbar. Achten Sie darauf, dass die Hüfte nicht nach oben ausweicht.

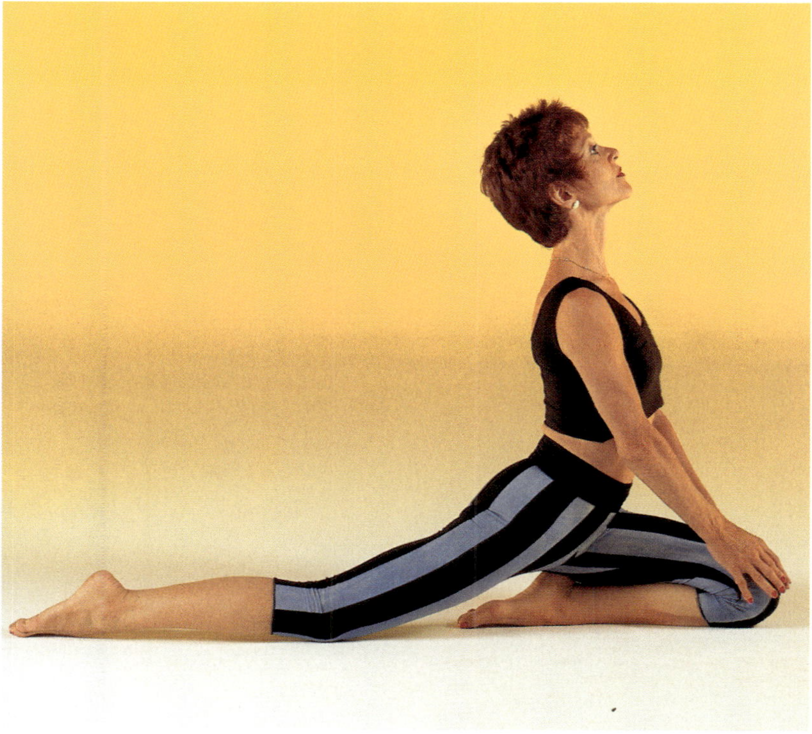

G 32:
Dehnung der Vorderseite des gestreckten Beines

Grundübung 33
In der Rückenlage beide Beine anwinkeln und mehr als hüftbreit aufstellen. Beide Knie zur rechten Seite auf dem Boden ablegen. In einer angenehmen Dehnung verbleiben.

Grundübung 34
Im Abstand einer Armlänge mit dem Rücken zur Wand aufstellen und das rechte Bein abgewinkelt mit dem Fußrist gegen die Wand lehnen. Es fällt leichter, wenn man sich dazu mit dem rechten Arm abstützt. Bei völlig aufgerichtetem Oberkörper nun den Zug durch ein Geradestellen des Beckens erfühlen und entspannt beibehalten.

Variationen zu G 34

- Die Übung kann erschwert oder vereinfacht werden, je nachdem, wie hoch Sie den Fuß ziehen.
- Fortgeschrittene können mit zunehmender Sicherheit diesen Stretch auch ohne Wand ausführen und das angewinkelte Bein mit einer oder beiden Händen umfassen. Trotz der Anforderungen an das Gleichgewichtsgefühl sollte keine Verkrampfung eintreten. Durch langsames Senken des Oberkörpers kann die Übung bis zum Standspagat geführt werden.

G 33: Seitliches Ablegen beider angewinkelter Beine in der Rückenlage

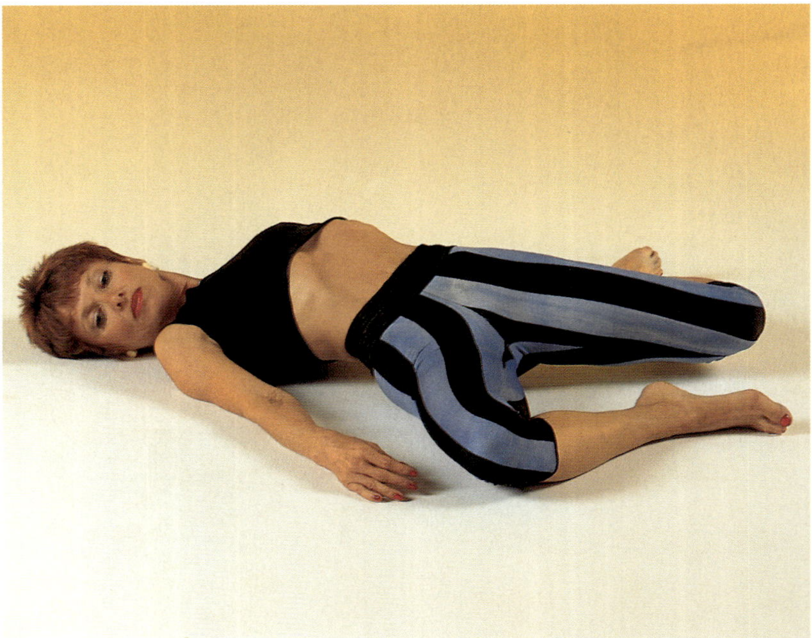

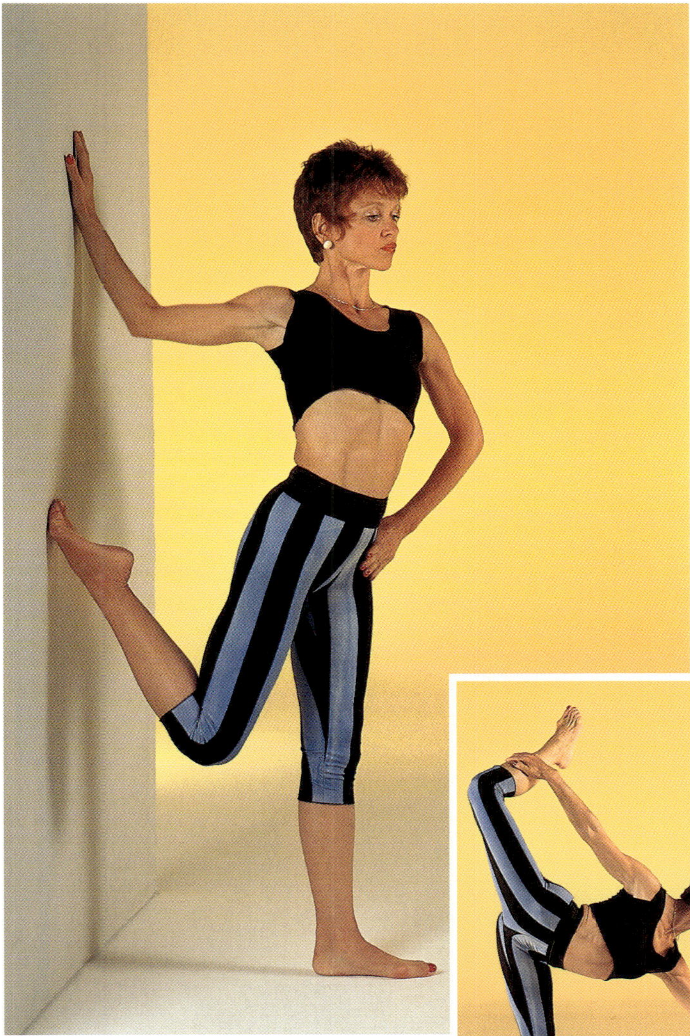

G 34:
Rückwärtiges Anwinkeln eines Beines gegen eine Wand

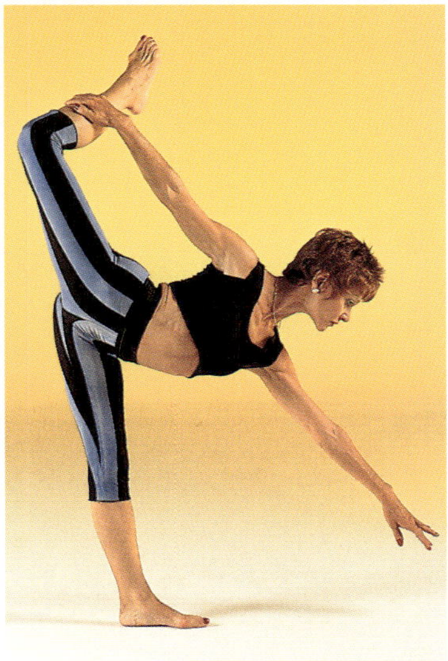

V 34:
Hochziehen des hinteren Beines bis zum Standspagat

Grundübung 35
Kniestand auf dem rechten Bein, das linke Bein ist gebeugt in weiter Schrittstellung vor dem Körper aufgestellt. Durch Senken der Hüfte Schrittstellung erweitern, den Zug an der Hüft- und Beinvorderseite erfühlen. Der Körper ist aufrecht, und der Unterschenkel des linken Beines etwa senkrecht.

Variationen zu G 35

- Durch Zurückführen des gestreckten rechten Armes breitet sich der Stretch auf die ganze rechte Körperseite aus.
- In weiter Schrittstellung stützen beide Hände an der Innenseite des vorderen Beines auf, das im Hüftgelenk »ausgedreht« wird. Dadurch werden weitere Muskeln, vor allem die rückwärtige Beinmuskulatur des angebeugten Beines, vom Stretch erfasst.
- Durch vorsichtiges Strecken auch des vorderen Beines kann man sich langsam dem Spagat nähern.

Üben Sie den Spagat wirklich nur, wenn Sie warm sind und schon eine Reihe anderer Stretche für die innere und rückwärtige Beinmuskulatur geübt haben. Auch Tänzer und »Profiakrobaten« müssen sich jedes Mal noch warm machen!

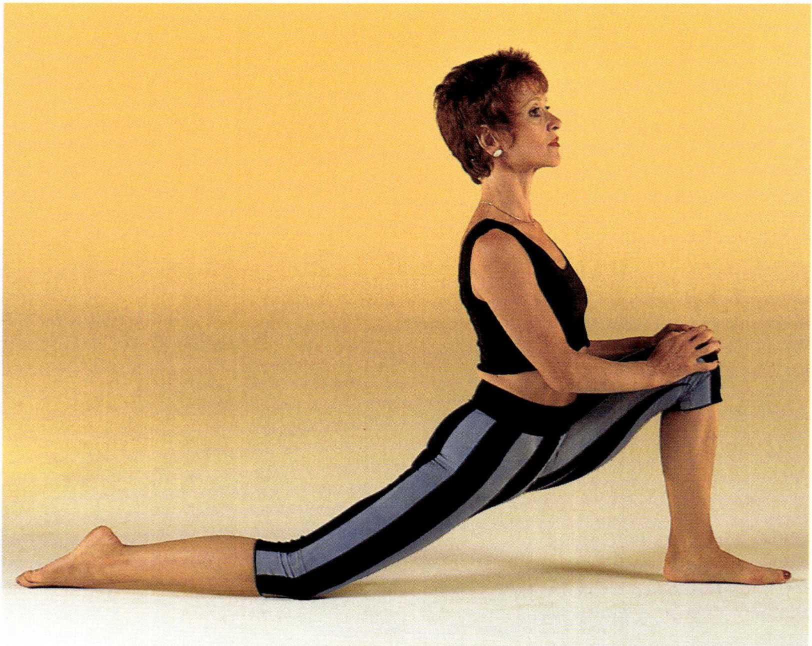

G 35: Weiter Ausfallschritt mit Auflegen des Knies und des Fußristes

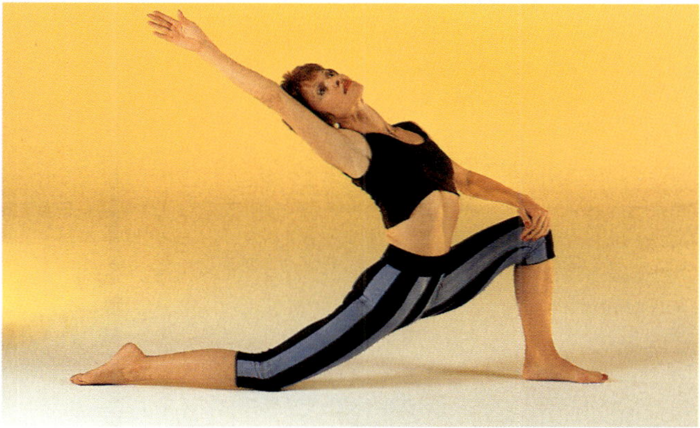

V 35:
Erweiterung der Dehnung durch Rückführen des gestreckten Armes

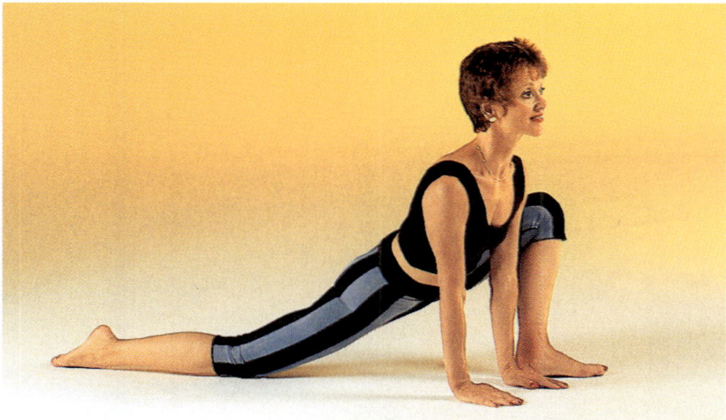

V 35:
Auswärtsdrehung des vorderen Beines im Hüftgelenk

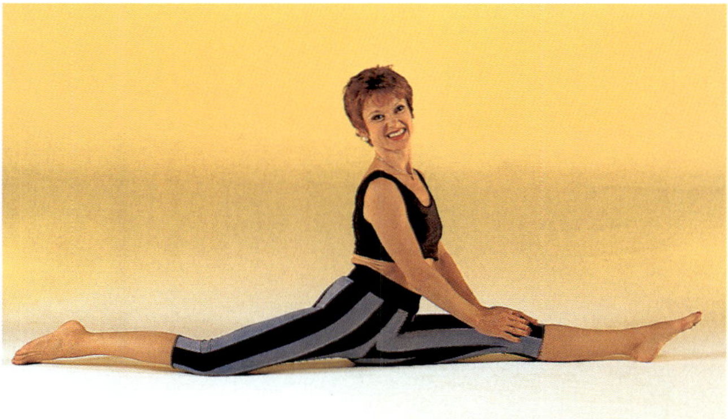

V 35:
Vergrößern des Ausfallschritts bis hin zum Spagat

Innere Oberschenkelmuskulatur

Grundübung 36
Im Sitz sind beide Beine angewinkelt, so dass die Fußsohlen einander berühren. Beide Hände umfassen die Füße und ziehen sie fest an das Gesäß heran. Während der Oberkörper möglichst gerade ist, drücken die Hände beide Knie entspannt nach unten.

Variation zu G 36
- Die Hände umschließen die Füße und ziehen somit den Oberkörper weit nach vorne-unten. Versuchen Sie, Kopf und Oberkörper möglichst weit nach vorne – nicht nach unten – zu ziehen. Andernfalls erzielen Sie eine Dehnung der Rückenstrecker, und die Übung ist mit Grundübung 24 identisch.

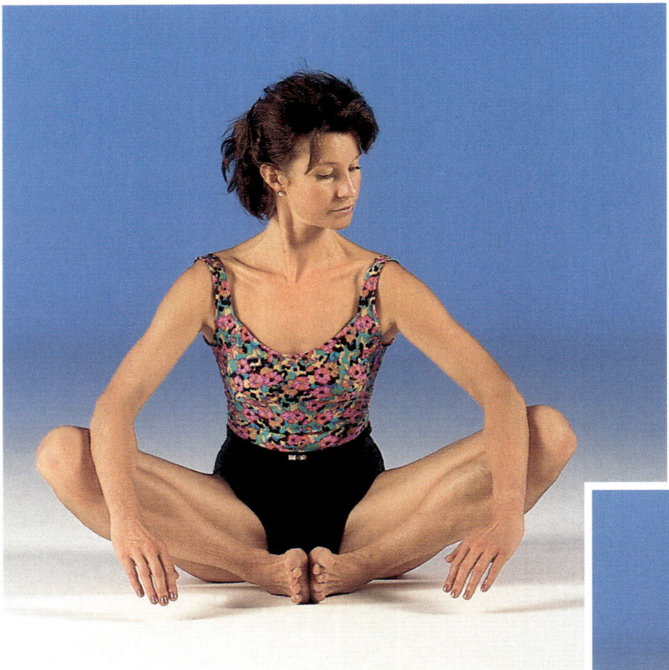

G 36: Nach-unten-Drücken der fest an den Körper herangezogenen Beine

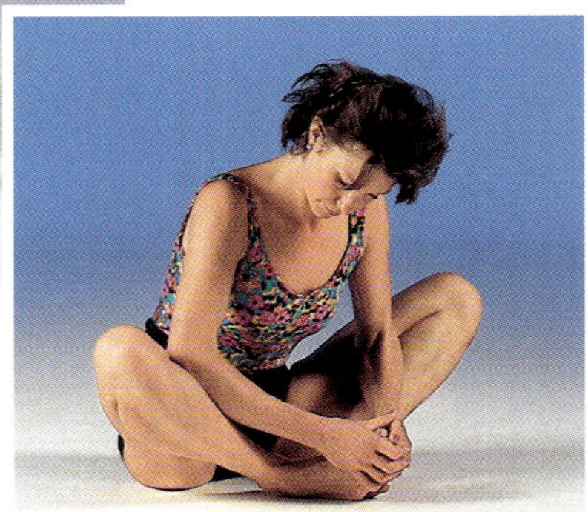

V 36: Zusätzliches Vorbeugen des Oberkörpers

Grundübung 37
Möglichst tiefer Seitausfallschritt, bis ein Zug an der Oberschenkelinnenseite des gestreckten Beines zu spüren ist. In dieser Stellung verbleiben. Die Hände ruhen am gebeugten Bein, ohne den Oberkörper zu weit vorzubeugen und abzustützen.

Variation zu G 37

- Wird das gestreckte Bein im Hüftgelenk »ausgedreht«, d. h. die Fußspitze zeigt nun nach oben, so wird die Oberschenkelrückseite mitgedehnt. Das Gesäß wird hier möglichst tief abgesetzt.

Der Ausdruck »die Hüfte ausdrehen« stammt aus dem Fachjargon der Gymnastik und des Tanzes. Gemeint ist eine Auswärtsdrehung des Beines aus dem Hüftgelenk. Im Stand ermöglicht diese Hüftstellung dem angehobenen Bein mehr Bewegungsspielraum, was für das Tanzen von großer Bedeutung ist. Bei Stretching stellen »gerades« und »ausgedrehtes« Bein zwei unterschiedliche Dehnungen dar.

G 37: Weiter Seitausfallschritt

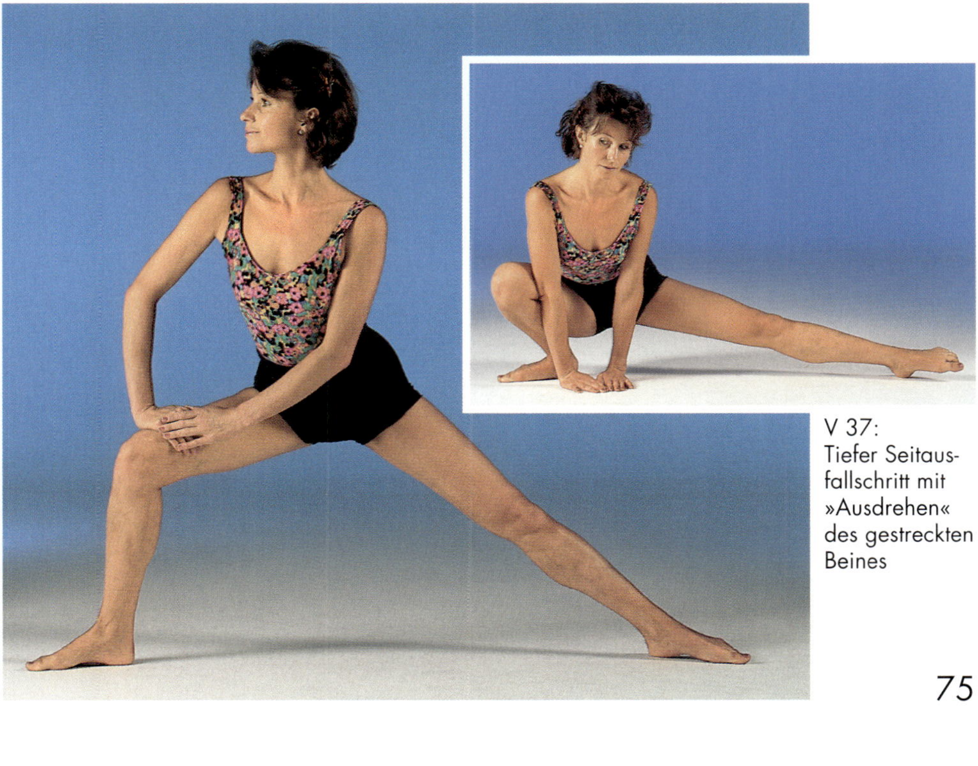

V 37: Tiefer Seitausfallschritt mit »Ausdrehen« des gestreckten Beines

Grundübung 38
Stand seitlich zu einer Auflagefläche in Hüfthöhe (Tisch, Sprossenwand o. ä.). Ein Bein im Hüftgelenk »ausdrehen« und seitwärts mit der Ferse auflegen. Wichtig ist, dass das Gesäß über dem Standbein bleibt und nicht nach hinten ausweicht. Die Hüftseite des aufgelegten Beines nun bewusst nach unten ziehen, bis der Dehnungsreiz an der Beininnenseite gefühlt wird. Nun langsam den Oberkörper seitwärts beugen. Wie bei der Seitbeuge gilt auch hier, dass der Oberkörper völlig frontal bleibt.

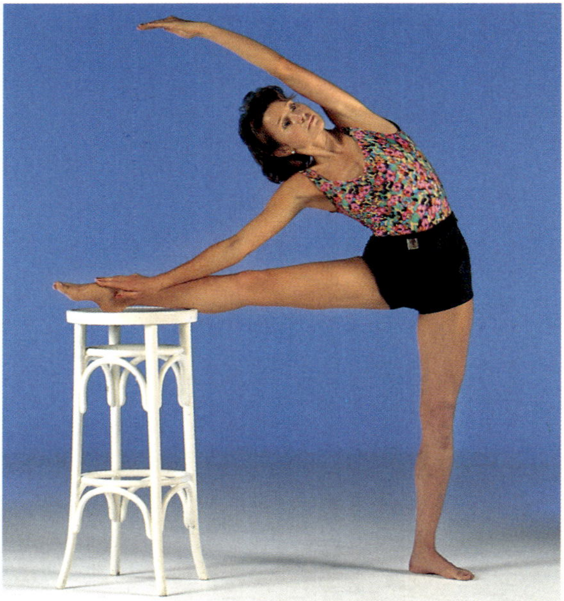

G 38: Seitliches Auflegen des gestreckten Beines mit Oberkörperseitbeuge

Variation zu G 38

- Zur Verstärkung des Stretches kann das Standbein gebeugt werden.

Grundübung 39
In der Rückenlage das Gesäß ganz an die Wand rücken. Die hochgestreckten Beine nun weit grätschen und durch leichten Druck der Hände an den Oberschenkelinnenseiten nach unten drücken. Kopf und Schultern bleiben entspannt auf dem Boden ruhen.

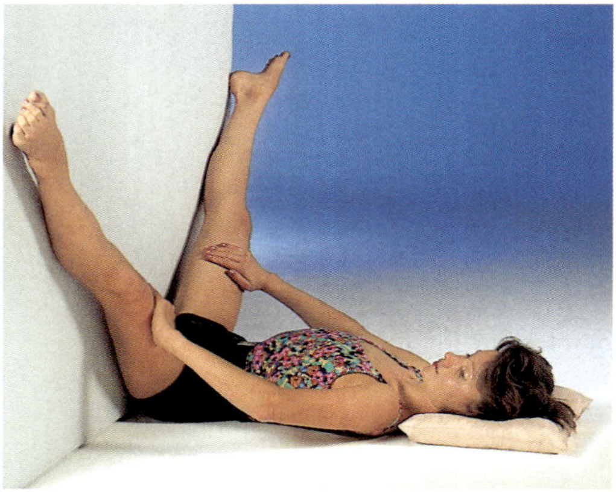

G 39: Weites Grätschen der Beine in Rückenlage gegen eine Wand

Die Wand dient als Stützhilfe und soll sicherstellen, dass der Hüftwinkel etwa rechtwinklig ist. Haben Sie schon ein Gefühl für die Übung entwickelt und Sie können die Position ohne unnötige Anspannung der Bauchmuskulatur halten, kann dieser Stretch genauso gut ohne Wand ausgeführt werden.

Grundübung 41
Weiter Grätschstand, Fußspitzen zeigen nach außen, der Oberkörper ist vorgebeugt und auf beide Hände gestützt. Die Beingrätsche langsam vergrößern, bis der Spannungsreiz an den Oberschenkelinnenseiten spürbar ist. Durch Verlagern des Gewichtes auf die Hände kann der Druck auf die Grätsche kontrolliert werden.

Grundübung 40
In der Rückenlage beide Beine gebeugt zum Körper ziehen und von innen die Fersen fassen. Sodann vorsichtig die Beine durchstrecken, ohne dabei zu verkrampfen. Je mehr aus dem Hüftgelenk gespreizt werden kann, desto eher bleibt das Gesäß am Boden. Als Vorübung empfiehlt es sich, zuerst nur ein Bein zu dehnen.

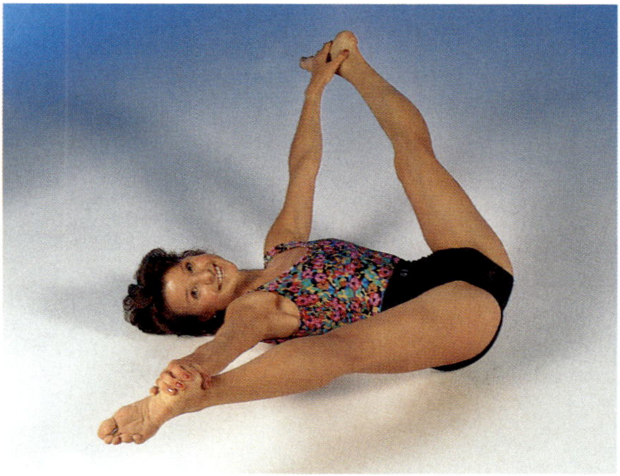

G 40: In Rückenlage mit den Händen eine weite Grätsche ziehen

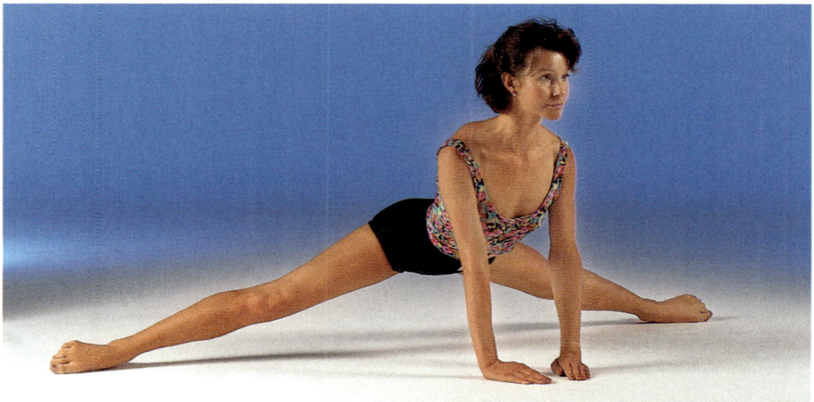

G 41: Weiter Grätschstand mit Abstützen der Hände

Grundübung 42

Weiter Grätschsitz, die Beine sind voll durchgestreckt und im Hüftgelenk »ausgedreht«, so dass die Fußspitzen nach oben zeigen. Den Oberkörper zunächst ganz lang ziehen, erst dann aus dem Hüftgelenk die Vorbeuge einleiten und mit den Armen nach vorne reichen und in dieser Stellung verbleiben.

Variationen zu G 42

- Der Grätschsitz kann auch mit einer Oberkörperseitbeuge verbunden werden. Versuchen Sie, mit dem linken Arm über Kopf die rechte Fußspitze zu fassen. Der rechte Arm liegt auf dem rechten Bein.
- Bei aufrechtem Rücken zu einem Bein drehen und langsam den Oberkörper senken. Die Ellbogen versuchen, den Unterschenkel zu umschließen.

Täuschen Sie keine tiefe Vorbeuge vor, indem Sie krampfhaft den Kopf nach unten ziehen. Dadurch wird allenfalls eine stärkere Rundung des Rückens erreicht; die Beckenstellung bleibt unverändert, und für die Beine ist keine weitere Dehnung erzielt (Abb. a). Ziel ist es, wenn es auch langer Übung bedarf, voll aus dem Hüftgelenk zu drehen.
Als Einführung in diese für die meisten anfangs schier unlösbare Aufgabe ist Hilfe durch einen Partner wertvoll: Dieser setzt mit beiden Händen am Lendenwirbelbereich an und schiebt mit sanftem Druck nach vorne (Abb. b). Üben Sie allein, so ist es eine gedankliche Stütze, sich vorzustellen, dass man am Bauchnabel nach vorn gezogen wird.

G 42: Oberkörpervorbeuge im weiten Grätschsitz

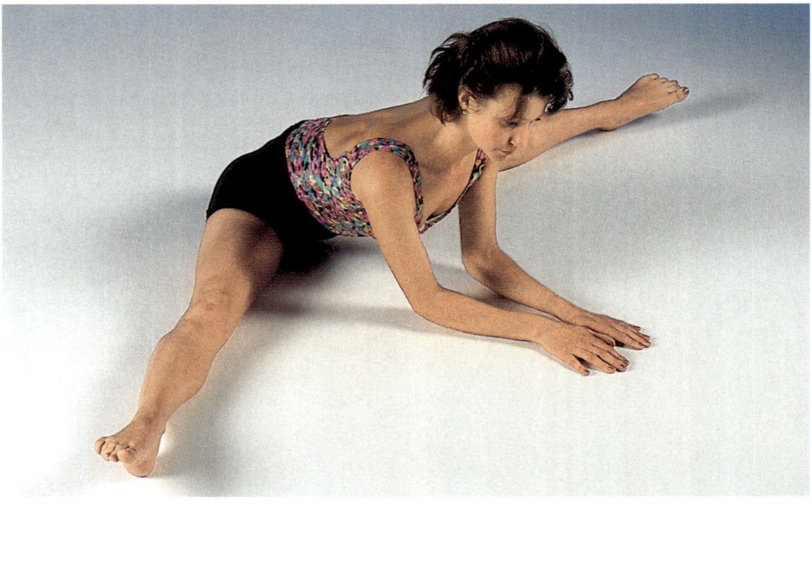

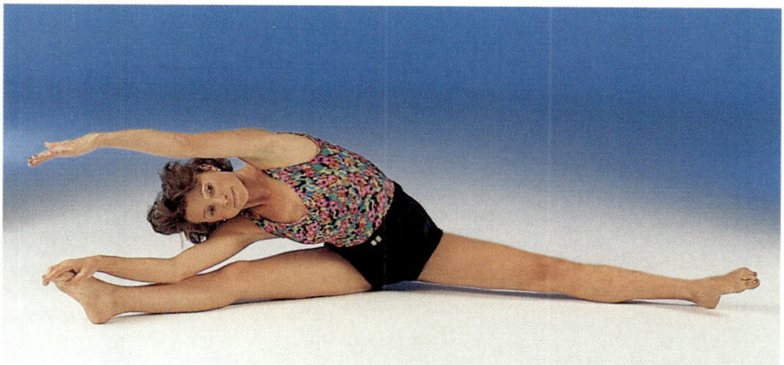

V 42: Weites Seitbeugen des Oberkörpers im Grätschsitz

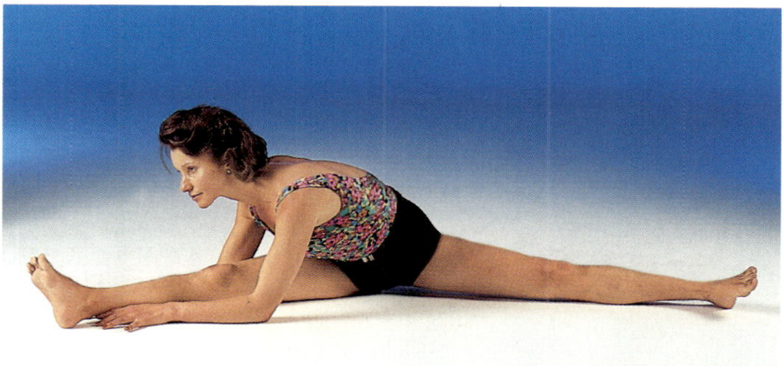

V 42: Drehen und Vorbeugen des Oberkörpers zum Bein

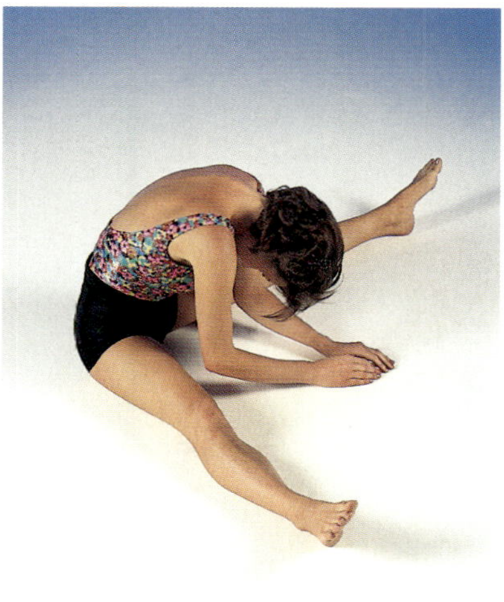

Abb. a

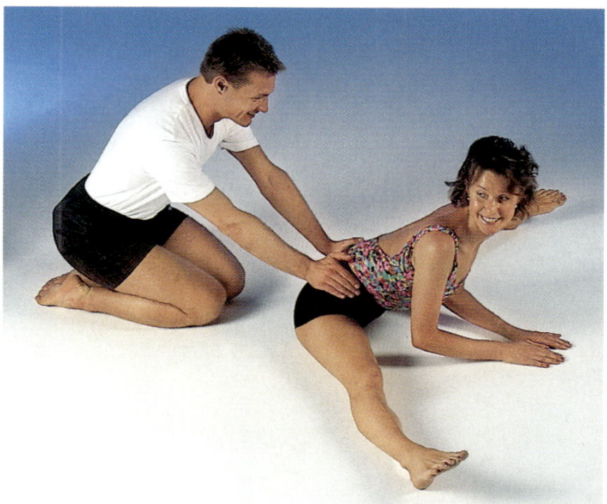

Abb. b

Rückwärtige Beinmuskulatur

Grundübung 43

In der entspannten Rückenlage das linke Bein anwinkeln und über das gestreckte rechte Bein zur Seite legen. Zur Unterstützung zieht die rechte Hand das linke Knie zum Boden, bis ein Zug am linken Oberschenkel und Gesäß fühlbar wird. Wirken Sie der Bewegung im Rumpf entgegen und achten Sie darauf, dass beide Schultern in Bodenberührung bleiben.

Variation zu G 43

- Etwas schwieriger wird es, wenn das linke Bein gestreckt über das rechte Bein abgelegt wird. Es sollte etwa im rechten Winkel zum Körper liegen.

G 43: Dehnung von Gesäß- und Beinmuskulatur durch Nach-unten-Drücken des Knies

Grundübung 44

Im Grätschstand Oberkörper vorbeugen, die Hände umfassen die Knie oder die Waden. Mit Hilfe der Hände wird der Oberkörper zu den Beinen gezogen. Bei völlig durchgestreckten Knien ist der Stretch an Gesäß, hinterem Ober- und Unterschenkel spürbar. Je nach Weite der Grätsche kann auch die Muskulatur an der Innenseite des Beines gedehnt werden.

Variationen zu G 44

- Eine einseitige Verstärkung ist es, wenn beide Hände eine Wade umfassen und den Oberkörper zum Bein ziehen. Versuchen Sie, nicht mit dem Kopf, sondern mit dem Bauch das Bein zu berühren.
- Die Dehnung wird intensiviert, wenn die Arme durch die Beine weit nach hinten gestreckt werden. Ist ein angenehmer Stretch erreicht, werden die Handflächen auf den Boden ge-

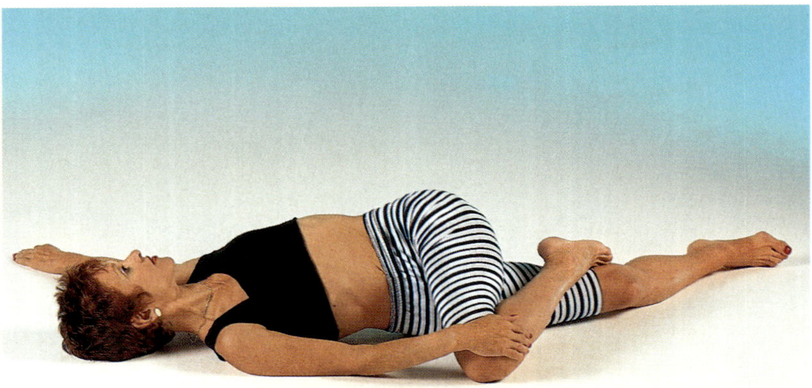

legt. Kopf und Schulter ganz schwer hängen lassen und sich nur auf den Stretch konzentrieren.

- Diese Position kann mit einer Schulterdehnung gekoppelt werden, wenn die Arme überkreuzt zu den Beinen fassen und den Körper nach hinten ziehen. Dies verlangt allerdings schon eine hohe Beweglichkeit.
- Akrobatische Ausmaße nimmt diese Übung an, wenn der Oberkörper weit durch die Beine gezogen wird. Dazu fassen die Arme bei gebeugten Beinen weit durch die Grätsche hindurch, bis die Ellbogen die Kniekehlen berühren. Von dort werden die Handrücken auf das Gesäß gelegt. Nun vorsichtig die Beine zum Strecken bringen.

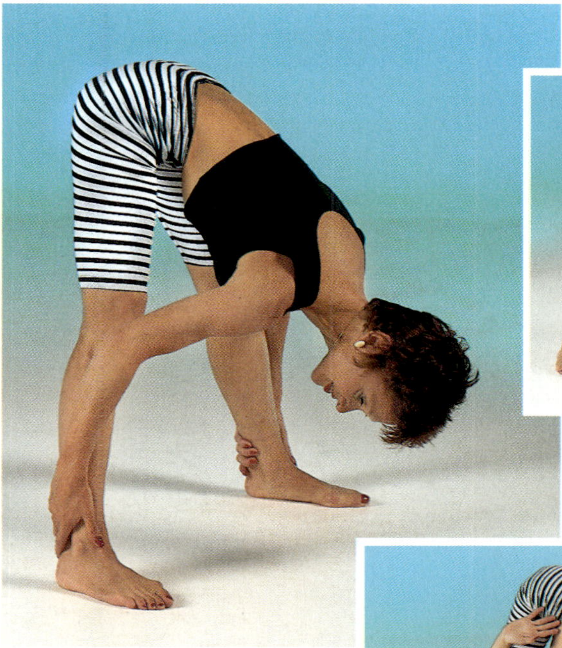

G 44: Oberkörpertiefbeuge im Grätschstand

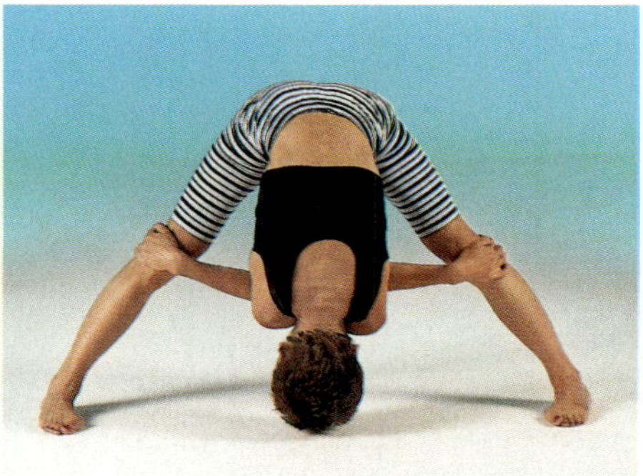

V 44: Oberkörpertiefbeuge mit verschränkten Armen

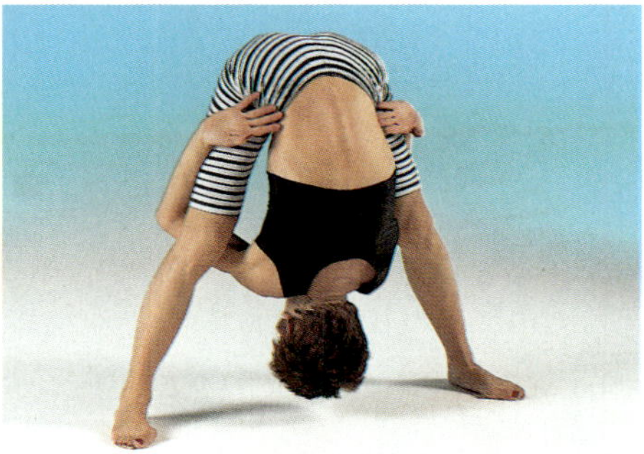

V 44: »Akrobatik« für Fortgeschrittene

Grundübung 45
Bei geschlossenen Beinen Oberkörper vorbeugen. Bevor Sie verkrampft nach unten ziehen, lassen Sie erst ein Schweregefühl eintreten, indem Sie Schultern, Arme und Kopf einfach hängen lassen. Diesem Schweregefühl nachgeben, bis die Spannung an den Oberschenkeln Widerstand entgegensetzt. Wenn möglich, die Handflächen vor, seitlich oder sogar hinter den Füssen auf den Boden legen.

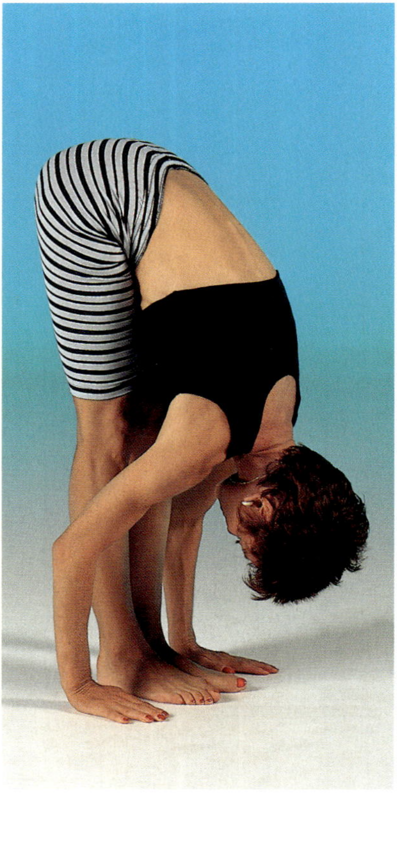

G 45: Oberkörpertiefbeuge bei gestreckt geschlossenen Beinen

Variationen zu G 45

- Die Hände sind auf die Knie gestützt, der Rücken ist durchgedrückt. Durch ein betontes Kippen des Beckens den Stretch an der Beinrückseite erfühlen.
- Werden die Beine und Füße eng überkreuzt, ist der Stretch verstärkt am hinteren Bein fühlbar.

Grundübung 46
Bei gestreckten Beinen zunächst einen völlig aufrechten Sitz einnehmen, d. h. das Becken bewusst gerade stellen, den Unterleib nach oben ziehen (ohne dabei den Atem anzuhalten) und den Oberkörper so lang wie möglich strecken. Unter Beibehaltung des geraden Rückens den Oberkörper nach vorne führen, Hände und Ellbogen ruhen neben den Beinen. Ganz zuletzt den Kopf ruhig nach unten bringen.

Um diese Beugebewegung aus dem Hüftgelenk zu erfühlen, ist es gut, wenn ein Partner mit einem sanften Schub knapp über dem Becken nachhilft. Vorsicht – die Bewegungsweite ist nur gering (siehe Abbildung).

<u>*Variation zu G 46*</u>

● Folgende Übung, die in der angloamerikanischen Literatur als »Killer-Stretch« bezeichnet wird, hat ihren Namen nicht zu Unrecht: In der Oberkörpervorbeuge die Zehen umfassen und fest zum Körper ziehen, gleichzeitig den Oberkörper aus der Hüfte nach vorne ziehen. Knie gestreckt lassen!

Die Beugung des Fußgelenks intensiviert diese und alle folgenden Übungen zur Dehnung der rückwärtigen Beinmuskulatur, da dadurch die Wadenmuskulatur in den Stretch mit einbezogen wird. Versuchen Sie bei allen Übungen, die Knie durchzustrecken. Dies hat nicht nur ästhetischen Wert, sondern bedeutet ein Mehr an Dehnung.

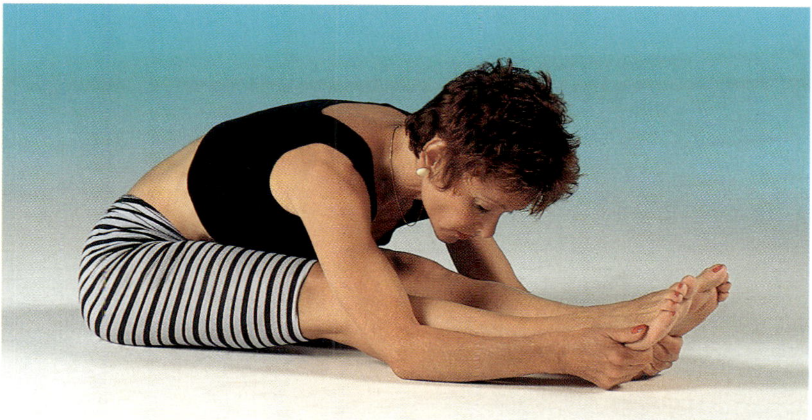

G 46: Oberkörpervorbeuge im Strecksitz

Schubhilfe durch einen Partner

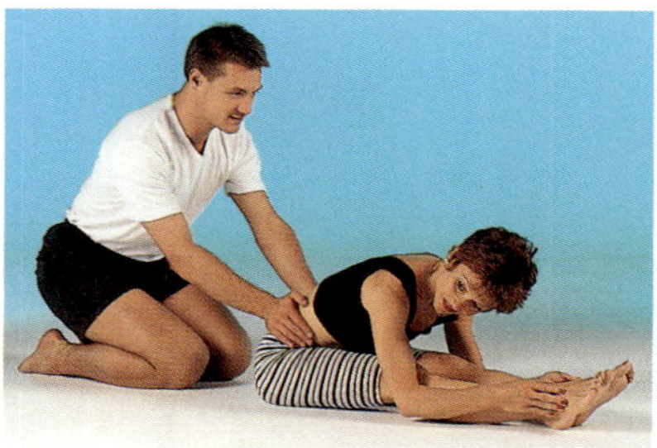

V 46: Verstärken der Dehnung durch Beugen des Fußgelenks

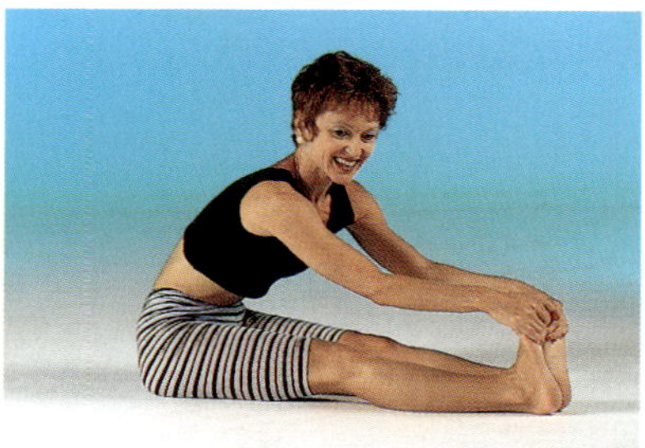

Grundübung 47
Im Sitz rechtes Bein nach vorne einwinkeln, die Fußsohle berührt den linken Oberschenkel und wird möglichst nahe zum Gesäß gezogen, das linke Bein liegt gestreckt auf dem Boden. Den Oberkörper zuerst ganz gerade ziehen, erst dann langsam nach vorne senken und den Stretch erfühlen. Die Hände umschließen den Unterschenkel.

G 47: Oberkörpervorbeuge im Sitz mit einem Bein vorwärts eingewinkelt

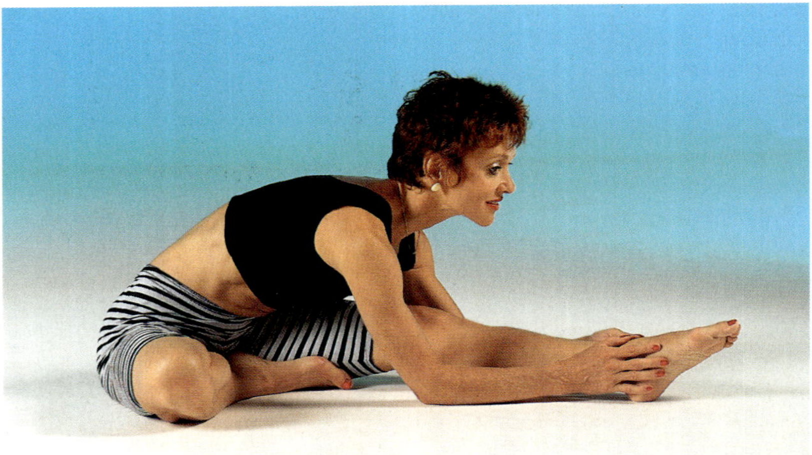

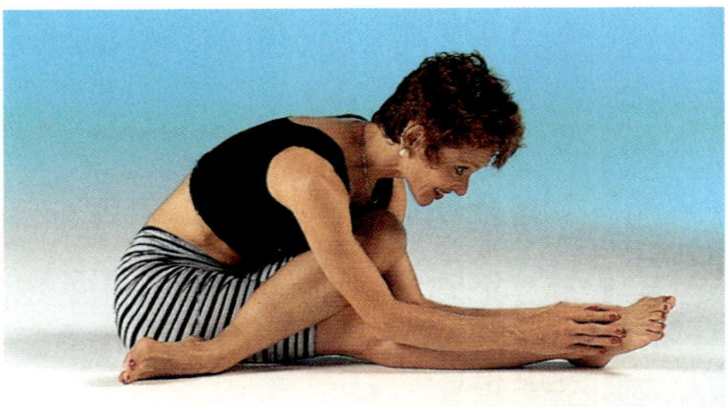

V 47: Sitz mit einem Bein gebeugt über das gestreckte Bein geschlagen

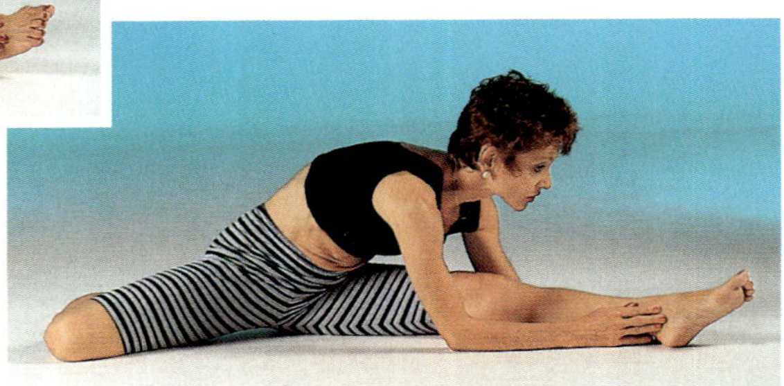

V 47: Hürdensitz

Variationen zu G 47

- Das linke angewinkelte Bein über das gestreckte rechte Bein schlagen, bis die Knie übereinanderliegen, linken Fuß mit der Fußaußenseite auflegen. Oberkörpervorbeuge wie in der Grundübung.
- Statt das Bein nach vorne einzuschlagen, kann es zum Hürdensitz nach hinten abgewinkelt werden, so dass die Oberschenkel möglichst einen rechten Winkel bilden. Oberkörpervorbeuge wie oben.
- In allen drei verschiedenen Beinpositionen wird der Stretch variiert, wenn der Oberkörper nach schräg vorne zieht.

Grundübung 48

Im Stand wird das rechte Bein gestreckt vor-hoch auf eine etwa hüfthohe Auflage gelegt (Tisch, Sprossenwand o. ä.). Wählen Sie die Höhe so, dass noch beide Beine im Knie völlig gestreckt sein können. Zuerst die rechte Hüfte etwas nach hinten ziehen und erst dann den Rumpf langsam nach vorne beugen und bei ruhiger Atmung in dieser Stellung verbleiben.

Variation zu G 48

- Je höher die Auflage, desto schwerer wird natürlich die Übung. Eine Sprossenwand eignet sich am besten, um sich stufenweise hochzuarbeiten.

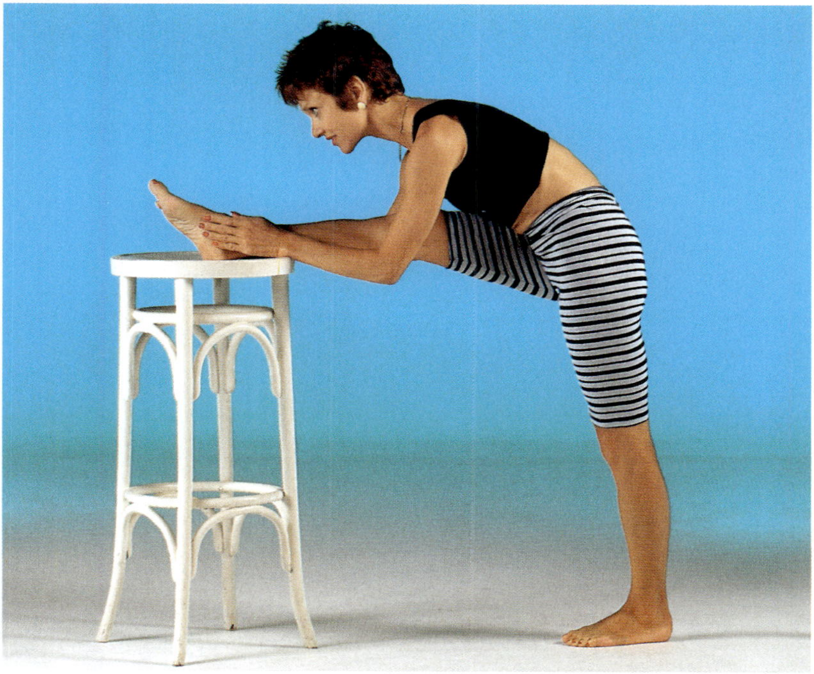

G 48: Oberkörpervorbeuge zum gestreckt aufgelegten Bein

Grundübung 49
Im Kniestand wird ein Bein nach vorne ausgestreckt aufgestellt, der Oberschenkel des gebeugten Beines steht etwa senkrecht. Mit geradem Rücken den Oberkörper nach vorne beugen, bis eine Spannung an der Hinterseite des gestreckten Oberschenkels entsteht.

Variationen zu G 49

- Ein Beugen im Fußgelenk intensiviert die Dehnung.
- Erschwert wird die Übung, wenn der Winkel im Schritt vergrößert wird. Aus dieser Stellung kann man sich langsam zum Spagat vortasten.

Grundübung 50
In entspannter Rückenlage ein Bein beugen und vor-hoch ziehen. Mit den Händen das Schienbein umschließen und mit sanftem Druck zum Körper ziehen. Das lange Bein bleibt völlig gestreckt und locker am Boden, dabei Schultern und Kopf nicht verkrampfen.

Variationen zu G 50

- Das angewinkelte Bein am Knöchel umfassen und mit einer zusätzlichen Auswärtsdrehung im Hüftgelenk nach oben ziehen. Die Fußsohle zeigt nach oben.
- Wenn der Stretch mit gebeugtem Bein keine Schwierigkeit mehr darstellt, dann kann das Bein gestreckt werden. Dazu die Wade oder den

G 49: Im Kniestand Oberkörpervorbeuge zum gestreckten Bein

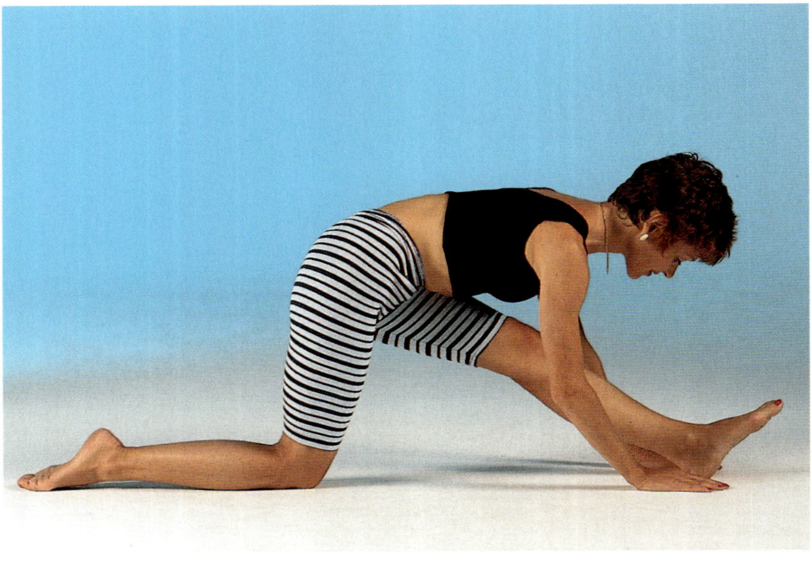

Knöchel des gebeugten Beines umfassen und vorsichtig zur Streckung bringen und das Bein zum Körper ziehen.

- Erfolgt im gestreckt hochgehaltenen Bein noch eine Beugung im Sprunggelenk, wird zusätzlich die Wadenmuskulatur gedehnt.

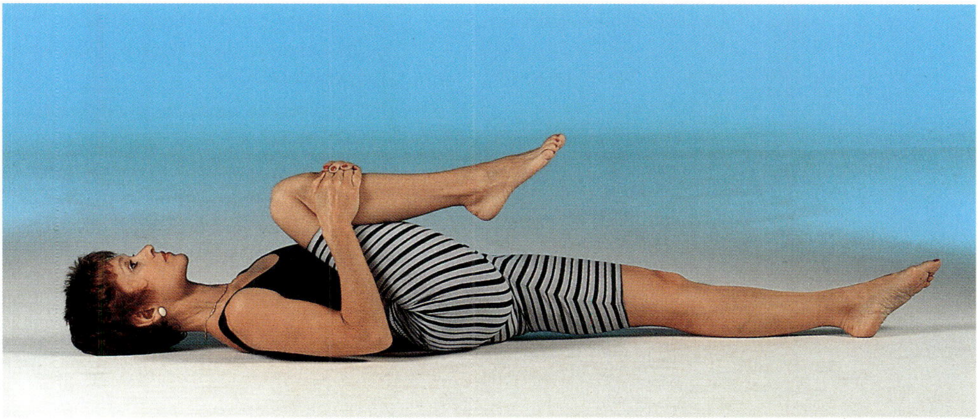

G 50: Ziehen des gebeugten Beines zum Körper

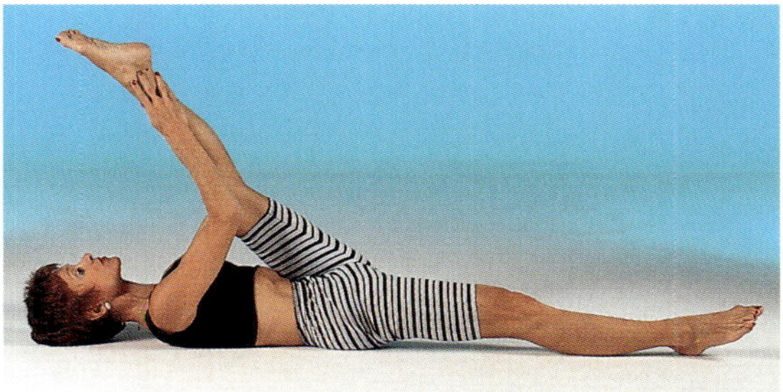

V 50: Ziehen des gestreckten Beines zum Körper

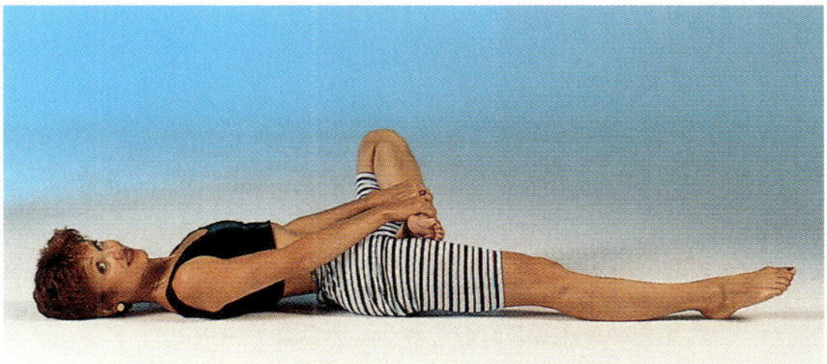

V 50: »Ausdrehen« und Hochziehen des gebeugten Beines

Unterschenkelmuskulatur und Füße

Ein Stiefkind unserer Gymnastik sind und waren schon immer die Füße. Senk-, Platt- oder Spreizfüße – häufig schon im Kindesalter – werden viel zu wenig ernst genommen, sind aber der Ausgangspunkt von vielen, mit dem Alter zunehmend schmerzhafter werdenden Leiden. So können solche Fehlstellungen die Knie und die Hüften falsch belasten oder, denkt man an die Reflexzonen der Fußsohle, sogar Ursache organischer Funktionsstörungen sein.
Die folgenden Übungen sollen die vielen kleinen Gelenke in Knöchel, Mittelfuß und Zehen für eine natürliche Gewölbestruktur beweglich machen. Verbinden Sie die Übungen mit viel Barfußlaufen.

G 51: Unterschenkeldehnung mit Abstützen gegen eine Wand

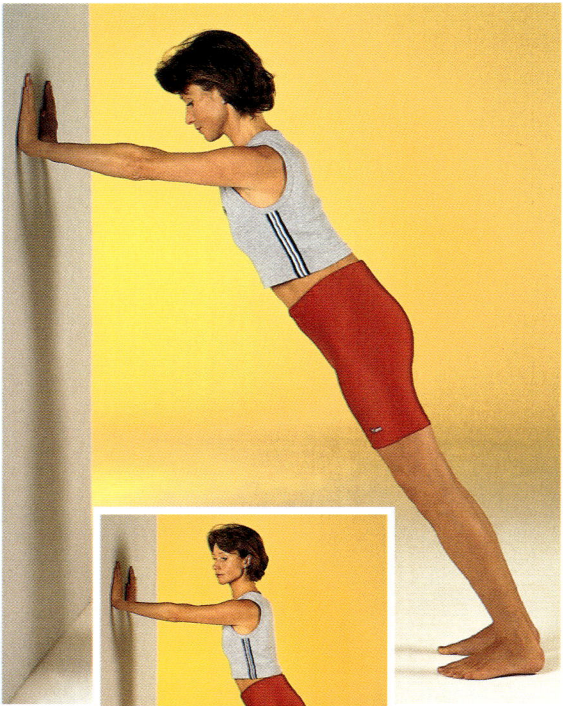

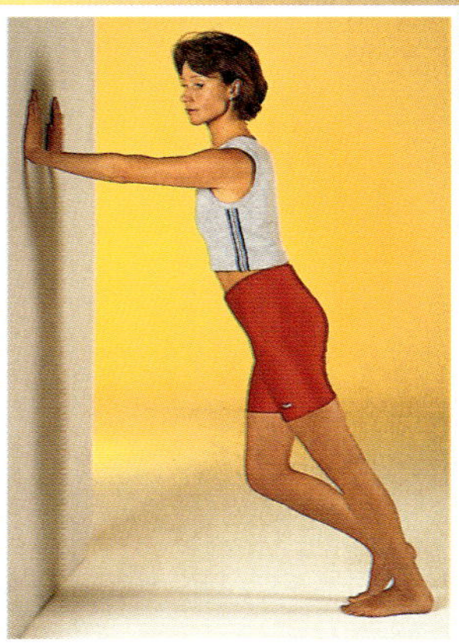

V 51: Einseitige Intensivierung

Grundübung 51
Im Stand, in gutem Armlängenabstand von einer Wand entfernt, mit den Händen gegen die Wand abstützen. Durch ein Vorbringen der Hüfte zur Körperstreckung entwickelt sich an der Unterschenkelrückseite ein Spannungszustand. Die Fersen werden dabei fest zu Boden gepresst.

<u>Variationen zu G 51</u>

- Ein Beugen der Beine in gleicher Stellung intensiviert die Dehnung im unteren Wadenbereich und an der Achillessehne.
- In gleicher Position kann der Stretch einseitig ausgeführt werden: In Schrittstellung drückt die Ferse des hinteren gestreckten Beines zum Boden. Dazu den Abstand zur Wand etwas vergrößern.

Grundübung 52
Aus dem Knien mit schulterbreit aufgestützten Händen die Beine zum Strecken bringen. Nun die Fersen zum Boden drücken, bis sich ein Spannungsgefühl an der Bein- und Unterschenkelrückseite einstellt. Den Kopf nicht hochziehen, sondern entspannt zwischen den Schultern lassen und ruhig atmen.

Die Füße müssen ganz parallel stehen, so dass der Stretch längs der Achillessehne ansetzen kann.

Variation zu G 52
- Wird ein Bein gebeugt, konzentriert sich der Schub ganz auf das gestreckte Bein und intensiviert den Stretch einseitig.

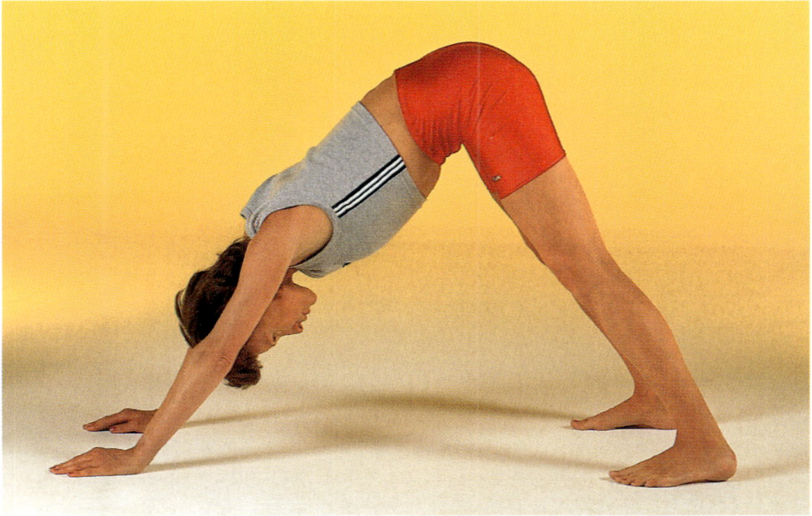

G 52: Bei gestreckten Beinen schieben die Fersen zum Boden

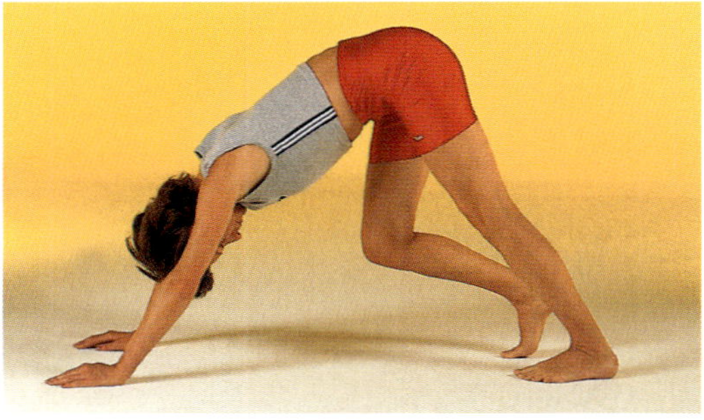

V 52: Einseitige Verstärkung der Unterschenkeldehnung

Grundübung 53
Im Stand Hände gegen die Wand abstützen. Der linke Fuß ist vor dem rechten Fuß gekreuzt und liegt mit dem Fußrist auf dem Boden auf. Mit einer Standbeinbeugung drückt das rechte Schienbein zwischen Ferse und Unterschenkel des linken Beines nach unten und überstreckt den linken Fuß.

Kontrollieren Sie, dass Fußrist und Schienbein eine Linie bilden und die Richtung des Stretches ganz gerade zum Großzehengelenk zum Sprunggelenk führt. Es soll keinesfalls die Außenseite des Sprunggelenks überdehnt werden, wo ohnehin der Schwachpunkt der Band- und Muskelsicherung des Gelenks liegt. Auf diese Weise würde allenfalls ein Umknicken »geübt« werden.

Grundübung 54
Stand mit einer 5–8 cm hohen Unterlage (Bücher, Türschwelle, Matten o. ä.) unter den Zehen. Die Beine sind gestreckt und geschlossen, die Füße parallel und die Arme eingestützt. Den geraden Körper langsam nach vorne lehnen, bis sich eine Spannung in der Wadenmuskulatur einstellt.

Variation zu G 54
- Eine Beugung in den Knien verlagert den Stretch auf den unteren Teil der Unterschenkelmuskulatur und dehnt vor allem die Achillessehne.

Grundübung 55
Im Sitzen auf einem Stuhl die Füße nur mit dem Fußballen aufsetzen, die Zehen dabei gut spreizen. Nun die Fersen weit nach oben ziehen und nach vorne drücken. Zunehmend mehr Gewicht auf die Füße legen, um eine maximale Beugung der Zehen zu erreichen. Setzen Sie sich dazu auf die Stuhlkante, um die Gewichtsverlagerung gut dosieren zu können.

Variation zu G 55
- Wird diese Übung im Fersensitz ausgeführt, liegt mehr Körpergewicht auf der Zehenbeugung. Ziehen Sie dazu eine Ferse so hoch wie möglich und erhöhen Sie die Spannung durch vorsichtige Gewichtsverlagerung nach vorne.

Grundübung 56
Im Sitzen auf einem Stuhl die Zehen im Großzehengelenk gebeugt aufsetzen. Vorsichtig durch Verstärken des Drucks nach vorne den Fußrist überstrecken. Ein Ziehen soll am großen Zeh und an den inneren Mittelfußknochen spürbar werden.

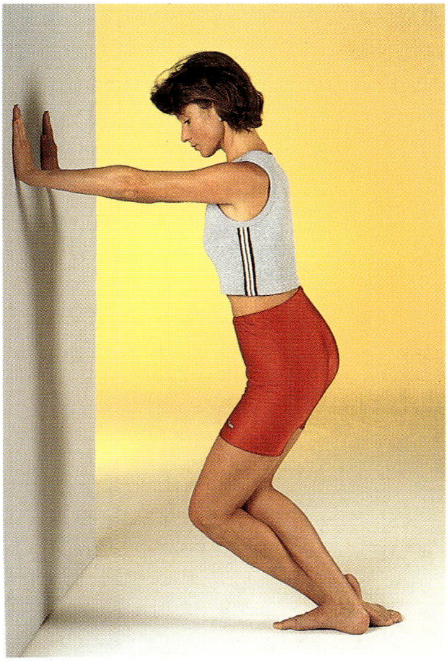

G 53: Überstrecken des vorderen gekreuzten Fußes

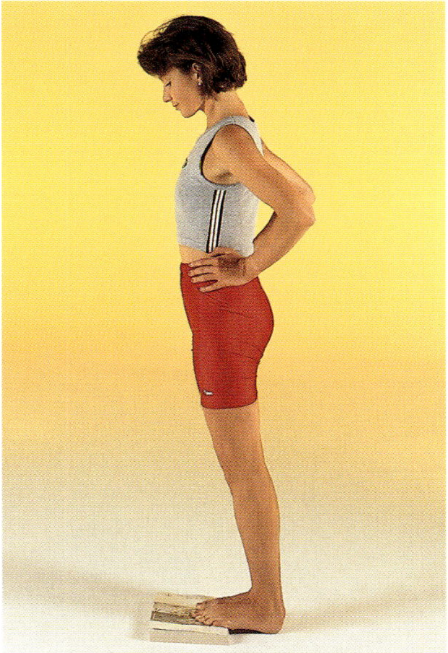

G 54: Vorlehnen des Körpers mit den Fußspitzen auf einer Unterlage

G 55: Hochziehen der Ferse und Gewichtsverlagerung auf den Fußballen

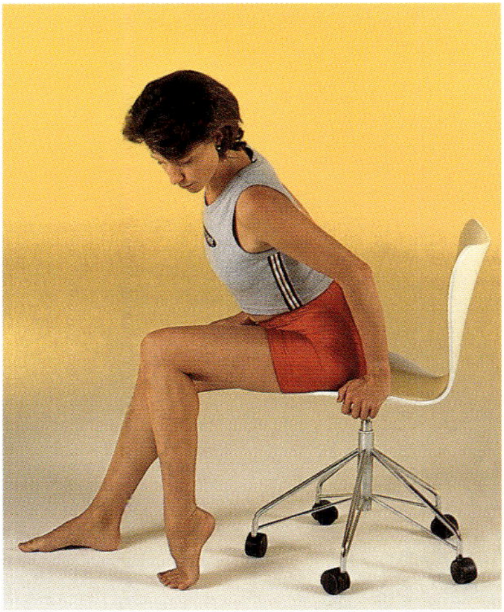

G 56: Überstrecken des Fußes

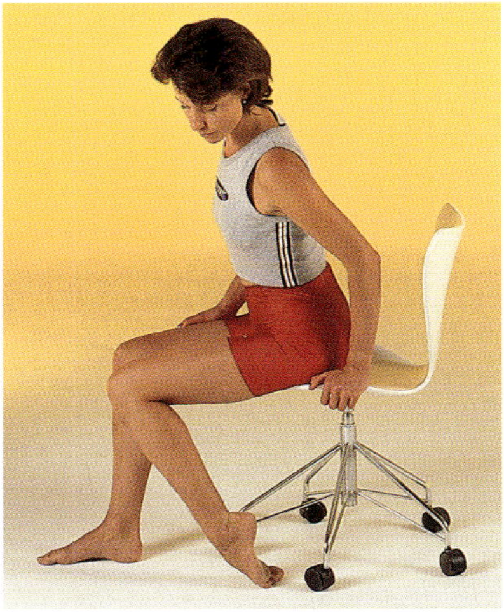

Grundübung 57

Fersensitz auf weichem Untergrund, die Knie sind geschlossen, die Fußrücken liegen auf dem Boden und die Fersen berühren sich. In den Fersensitz absetzen, ohne dass die Füße nach außen ausweichen. Fällt dies schwer, so binden Sie die Fußknöchel mit einem Gürtel, Schal o. ä. zusammen. Es muss ein Ziehen über den Fußrücken spürbar sein.

<u>*Variationen zu G 57*</u>

- Bereitet diese Übung keine Schwierigkeiten mehr, kann man unter die Zehen ein Kissen schieben und so die Überstreckung im Fußspann verstärken.
- Eine ebenfalls stärkere Dehnung wird erzielt, wenn man ein Knie umfasst, dieses sanft nach oben zieht und gleichzeitig mit dem Gesäß nach unten auf die Ferse Druck ausübt.

G 57: Dehnen der vorderen Unterschenkel- und Fußmuskulatur im Fersensitz

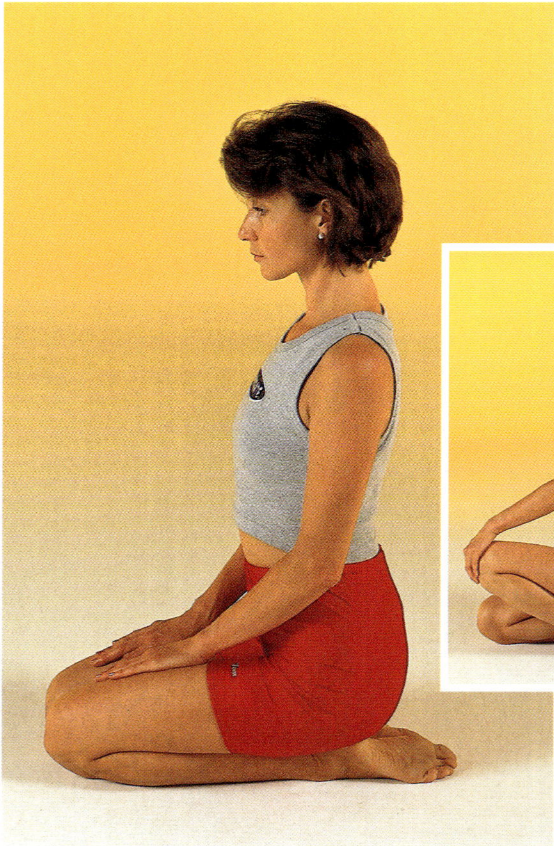

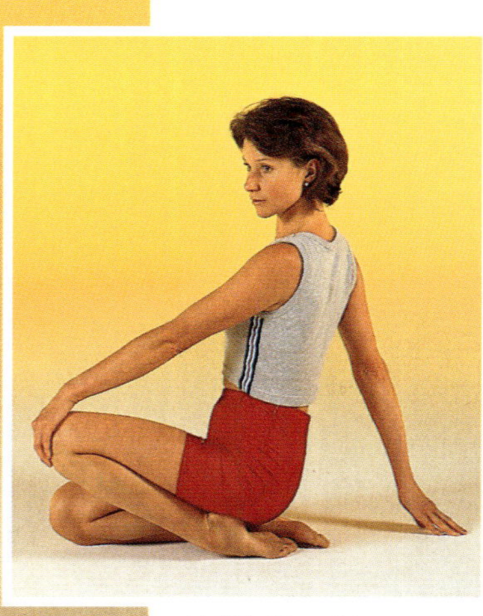

V 57: Einseitige Verstärkung durch Hochziehen eines Knies

Grundübung 58
Einen Fuß auf einen Besenstiel (oder Stab von etwa 3 cm Durchmesser) der Länge nach und genau mit der Fußmitte aufstellen. Durch zunehmendes Verlagern des Körpergewichts auf diesen Fuß drückt der Stab vor allem in das Fußquergewölbe und spreizt die Zehen. Der Druck kann verstärkt werden, wenn das Gewicht mehr auf den vorderen Teil des Fußes verlagert wird und die Ferse angehoben wird.

Da gewöhnlich die Zehen in Schuhen nach innen zusammengedrückt werden, ist diese Übung ein guter Ausgleich. Häufig ist durch Tragen spitzer Schuhe der große Zeh dauerhaft zum zweiten Zeh hin abgeknickt, und es hat sich ein schmerzhafter sog. *Hallux valgus* (ein Überbein innen am Großzehengelenk) gebildet. In solchen Fällen kann diese Übung sogar schmerzvorbeugend oder lindernd wirken.

Grundübung 59
Die großen Zehen beider Füße ineinander verhaken und nach außen ziehen, so dass die großen Zehen abgespreizt werden.

Grundübung 60
Ähnlich wie die großen Zehen können auch die kleinen Zehen abgespreizt werden. Dies geht am besten mit der Hand.

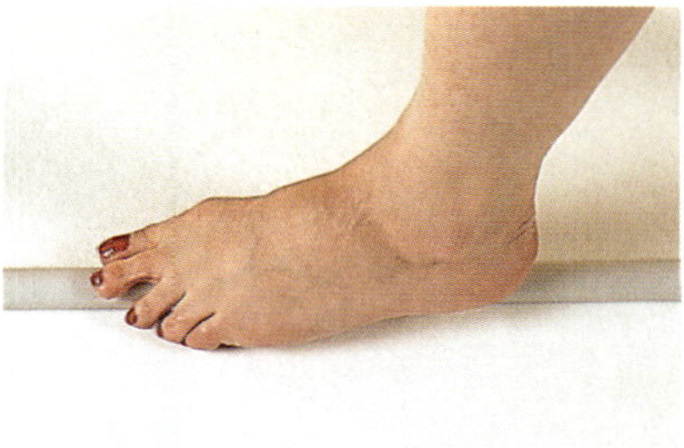

G 58: Aufsetzen des Fußes auf einen Stab

G 59: Verhaken der Zehen

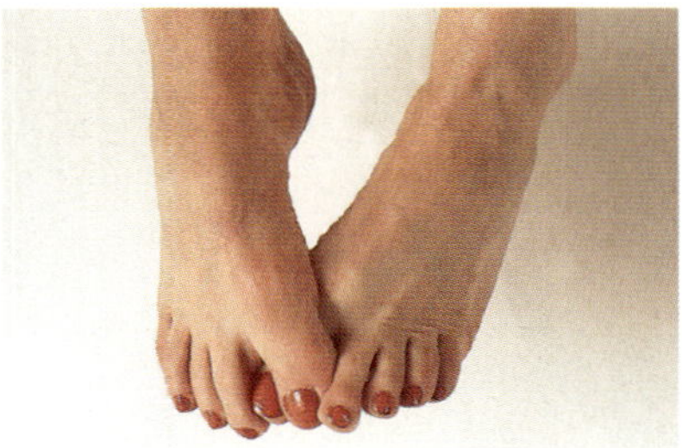

G 60: Weites Spreizen der Zehen

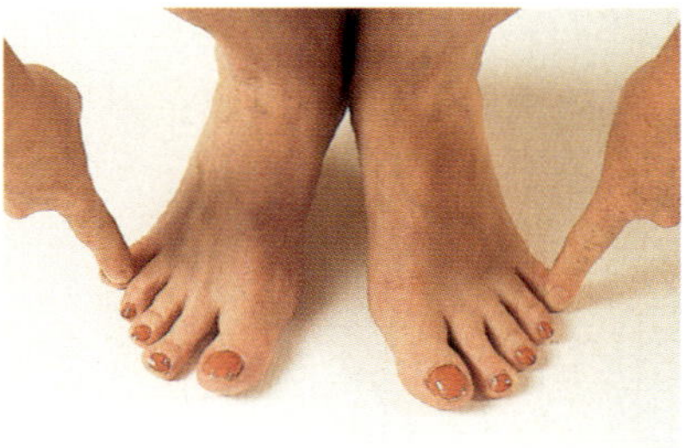

Stretching beim Laufen

Die folgende Übungszusammenstellung versteht sich als eine von mehreren Möglichkeiten, wie Stretching eine sinnvolle Ergänzung zum Laufen sein kann. Die vorgeschlagenen Übungen, die sich zum Teil mit den vorangehenden überschneiden, zeigen jedoch, wie auch ein Baum als »Stretchgerät« dienen kann. Das ist besonders im Freien nützlich, da oft der Boden für Übungen im Sitzen zu kühl oder zu feucht ist. Die Übungen können vor dem Laufen einstimmen und erwärmen oder als Ergänzung an das Laufen anschließen. Die Auswahl setzt folgende Schwerpunkte:

G 61: An einem Ast entspanntes Aushängen und Überstrecken des Körpers

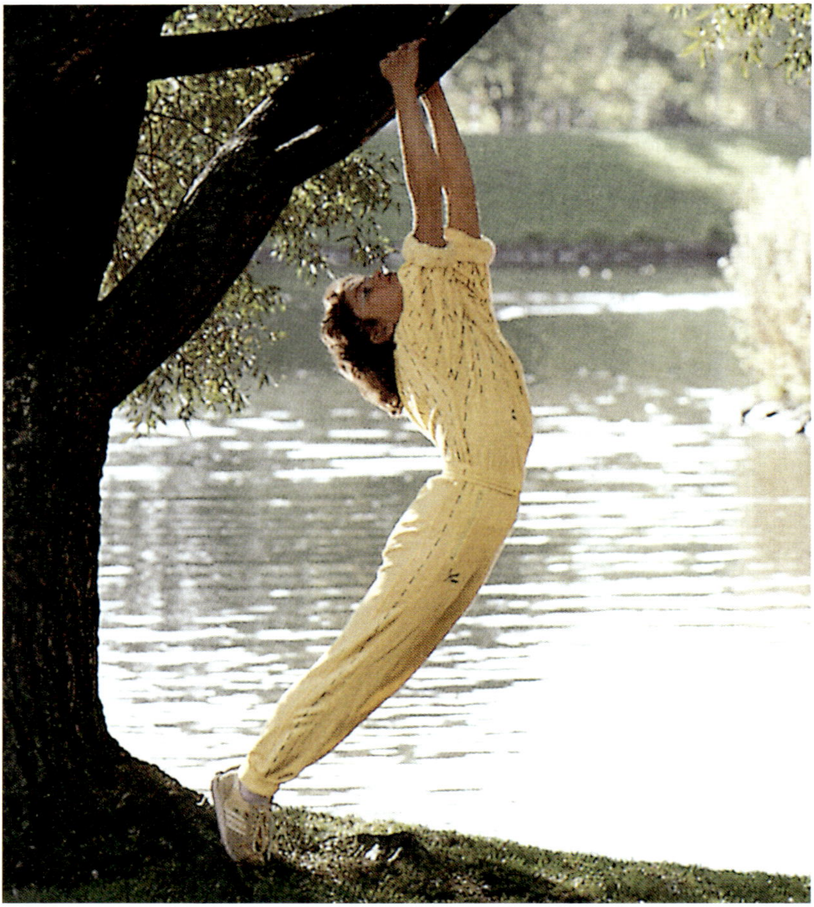

– *Streckung der Wirbelsäule,* wodurch nach dem Laufen die Bandscheiben entlastet werden.
– *Arme und Schultergürteldehnung,* da diese beim Laufen locker bleiben sollten, um die Atmung nicht zu beeinträchtigen.
– *Dehnung der Bein- und Unterschenkelmuskulatur* als Ausgleich für die hauptbelastete Muskelgruppe. Zusätzlich bieten sich die Fußübungen von S. 88–93 an, die am besten mit Barfußlaufen im Gras verbunden werden.

Grundübung 61
An einen Ast in Reichhöhe hängen und die gesamte Rumpf- und Armmuskulatur strecken. Mit den Füßen in Bodenkontakt langsam mit dem Becken kreisen. Erfühlen Sie, wie die Dehnung die vorderen, seitlichen und hinteren Muskelpartien durchwandert.

Dies ist eine wohltuende Ausgleichsübung vor allem nach dem Laufen, da sie eine optimale Erholung für Wirbelsäule und Bandscheiben bietet.

Grundübung 62
Im leichten Grätschstand nach vorne zur Waagrechten beugen und die Arme gestreckt in etwa Schulterbreite gegen den Baum abstützen. Kopf locker hängen lassen und den Schultergürtel nach unten drücken.
Variiert werden kann der Stretch durch Änderung des Armabstandes und durch ein Drehen des Oberkörpers.

G 62: Dehnen der Brust- und Schultermuskulatur

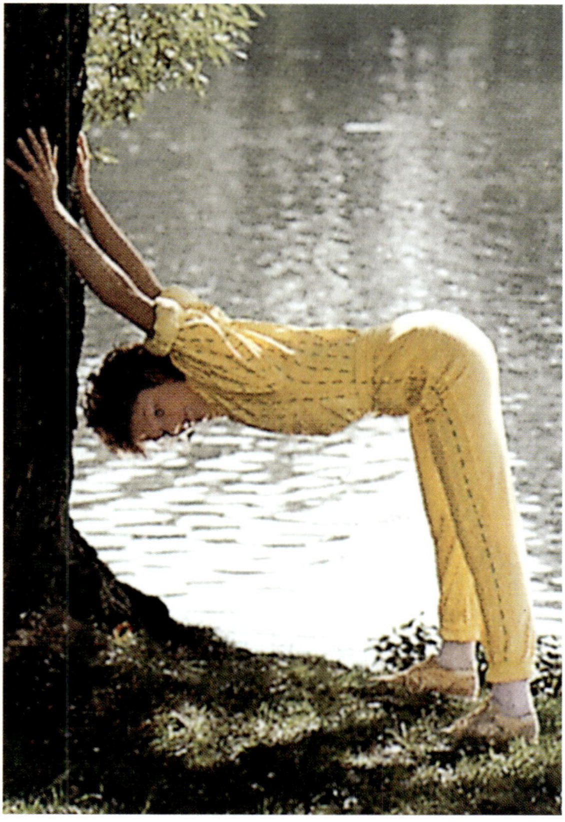

Grundübung 63
Leichter Grätschstand in etwa Armlängenabstand seitlich zum Baum. Oberkörperseitbeuge, wobei beide Hände senkrecht übereinander in etwa Schulterhöhe am Baum aufsetzen. Der Stretch wirkt an der Körperseite und kann individuell variiert und verstärkt werden, indem das äußere Bein gebeugt und die Hände tiefer aufgesetzt werden.

G 63: Oberkörperseitbeuge mit Aufsetzen der Hände am Baum

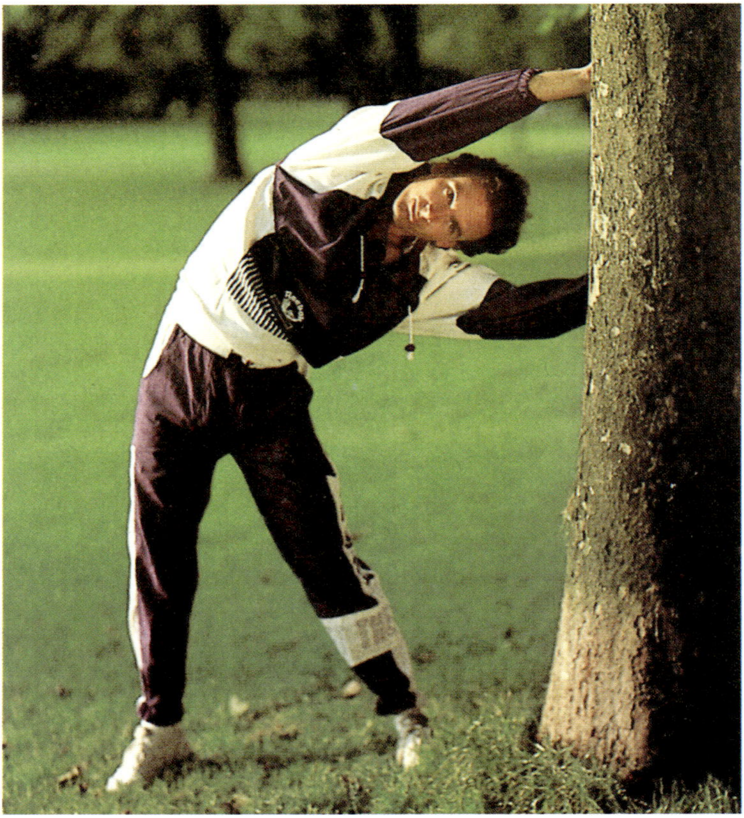

Grundübung 64
Im Stand ein Bein gebeugt vor dem Körper so hoch wie möglich am Baum aufsetzen, die Hände umfassen das Knie. Nun das Gewicht vorsichtig auf das gebeugte Bein verlagern und dadurch die Beinspreizung vergrößern. Das Standbein gestreckt lassen und den Oberkörper nicht nach vorne beugen. Der Spannungsreiz soll sich an den Oberschenkeln einstellen.

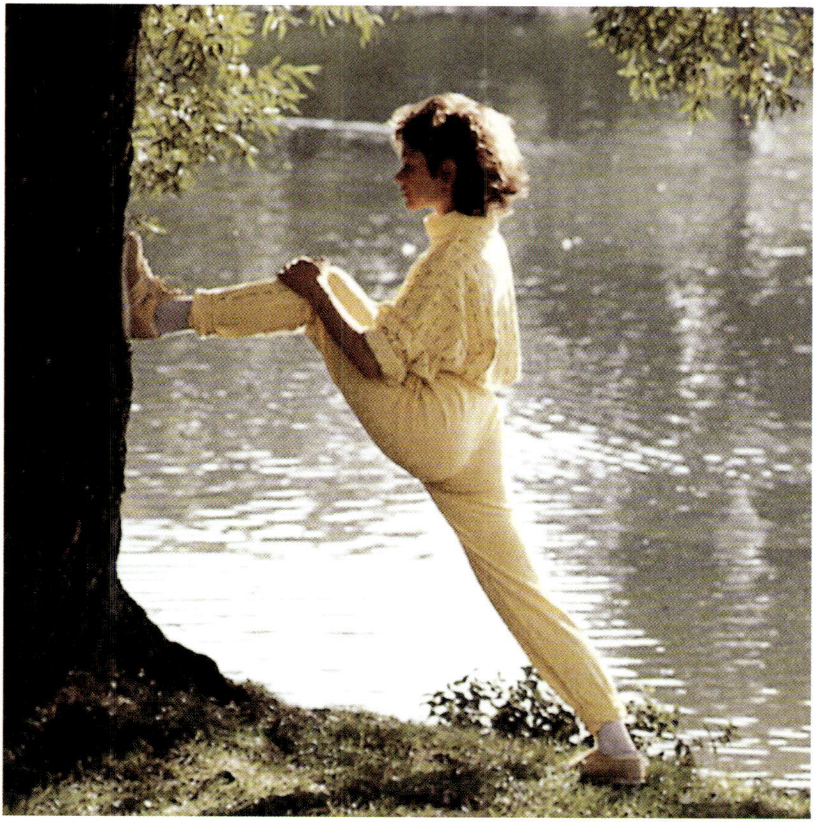

G 64:
Weite Schrittdehnung im Stand

Grundübung 65
Im Stand ein Bein gestreckt vor dem Körper möglichst waagrecht gegen den Baum aufsetzen. Das Standbein soll allerdings noch durchgestreckt bleiben. Zunächst das Becken gerade stellen und sodann aus der Hüfte die Oberkörpervorbeuge einleiten. Zuletzt den Kopf nach vorne bringen. Die Hände umfassen den Unterschenkel. Mit einem Gefühl der Dehnung an der Oberschenkelrückseite in dieser Haltung verbleiben und entspannt atmen.

Grundübung 66
Im Stand seitlich zum Baum ein Bein seitwärts gebeugt so hoch wie möglich aufsetzen und in der Hüfte »ausdrehen«. Das Standbein bleibt gestreckt. Wichtig ist auch, dass der Oberkörper nicht nach vorne ausweicht. Es hilft, die Hüfte nach vorne zu schieben und ganz gerade zu ziehen. Die Hand drückt nun das gebeugte Knie sanft zurück und unterstützt damit die Auswärtsdrehung des Beines. Durch Gewichtsverlage-

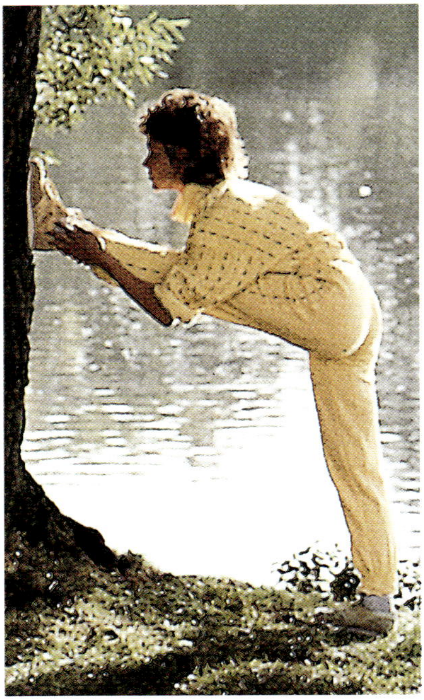

G 65: Oberkörpervorbeuge zum waagrecht gestreckt abgestützten Bein

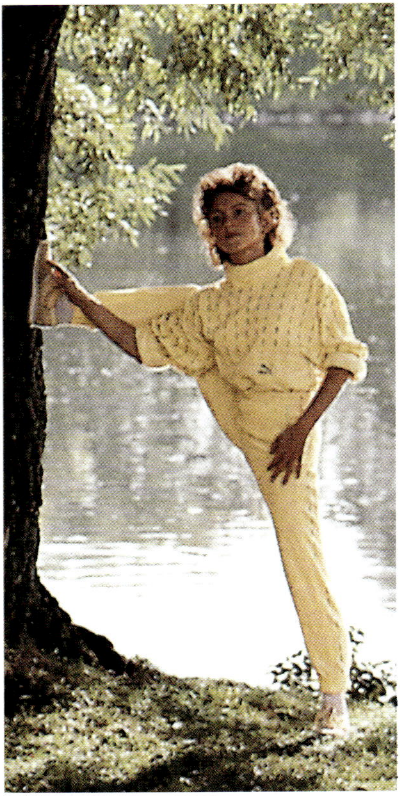

G 66: Seitliches Hochspreizen des Beines zum Baum

rung auf das gebeugte Bein wird die innere Oberschenkelmuskulatur gedehnt.

Grundübung 67

Im Stand, in gutem Armlängenabstand vom Baum entfernt, beide Hände gegen den Baum abstützen. Gewichtsverlagerung auf ein Bein, dessen Ferse fest zum Boden gedrückt wird und dadurch die hintere Wadenmuskulatur und die Achillessehne dehnt. Das gedehnte Bein ist völlig gestreckt und die Hüfte wird leicht nach vorne geschoben. Darauf achten, dass die Fußspitzen nicht nach außen gedreht sind.
Variiert werden kann die Übung, wenn die Fersen beider Beine gleichzeitig zu Boden gedrückt werden.

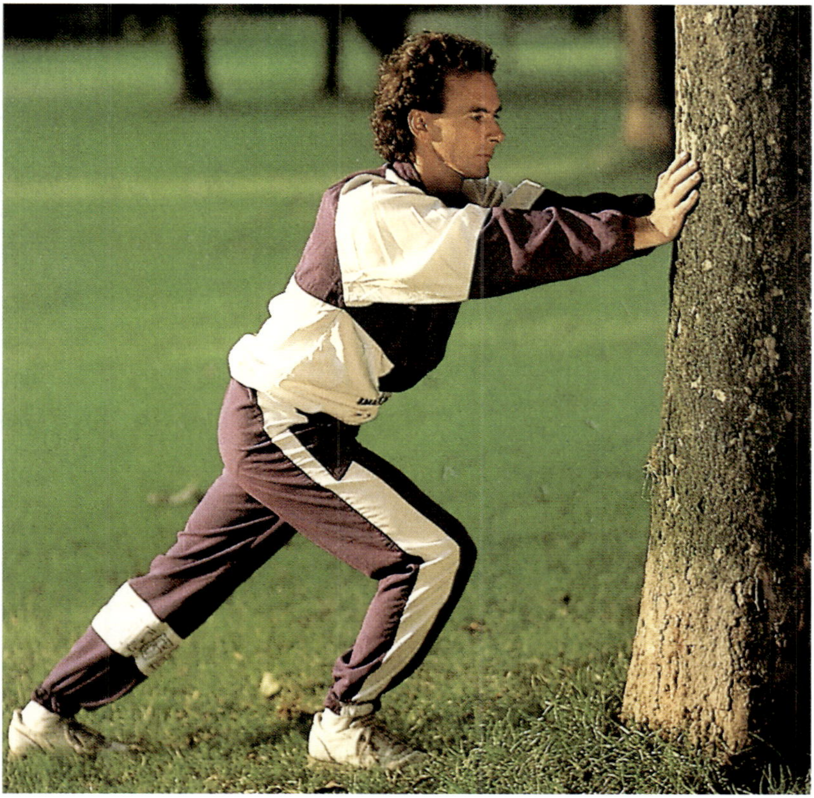

G 67: Dehnung der Achillessehne und Wadenmuskulatur

Stretching beim Aufwachen

Die folgenden fünf Aufstehübungen sollen zeigen, wie Sie sich auch vor dem Aufstehen dehnen können und vielleicht damit das Aufstehen leichter machen können. Sie dürfen dazu sogar noch etwas länger im Bett bleiben, denn alle diese Übungen werden im Liegen ausgeführt. Nur die Bettdecke muss etwas zur Seite geschlagen werden.

Die Übungen bewirken folgendes:

- Sie strecken den ganzen Körper und die Wirbelsäule und wirken damit nach einer Schlafphase erfrischend und belebend.
- Sie dehnen bzw. stretchen die Brust- und Atemmuskulatur. Das lässt Sie tiefer und freier atmen, und es fördert vor allem die Durchblutung des Gehirns – gut für einen klaren Kopf am Morgen!
- Sie dehnen die Rumpf- und Gesäßmuskulatur und regen damit das Körperzentrum an.
- Sie dehnen die Beinmuskeln und machen das Aufstehen ein bisschen leichter.
- Nicht zuletzt regen Sie auf ganz behutsame Art den Kreislauf an.

Behutsam ist das Stichwort: Daher bleiben Sie im Bett und führen die Übungen ganz gemütlich und genüsslich im Liegen aus. Noch ein kleiner Hinweis: Erwarten Sie nicht, dass Sie am frühen Morgen schon genauso weit dehnen können wie abends. Am Morgen ist das Muskelgewebe weniger elastisch und wird erst durch Bewegung im Laufe des Tages »weicher«.

Grundübung 68

Im Liegen auf dem Rücken beide Beine anwinkeln und die Füße etwa einen halben Meter nebeneinander aufstellen. Beide Hände über Kopf fassen, die Finger ineinander verflechten, die Handflächen nach oben drehen und die Arme durchstrecken.

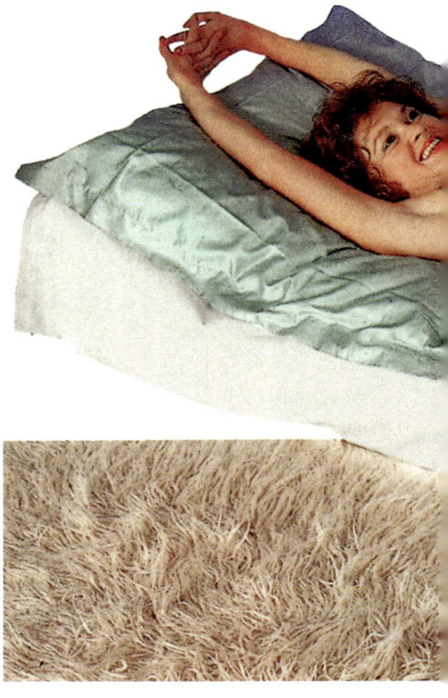

Sodann beide Knie nach links zum Boden ziehen und gleichzeitig die Hände weit hochstrecken. Beine zur anderen Seite legen und die Übung wiederholen.

Wie beim Räkeln strecken Sie mit beiden Armen den ganzen Körper lang und groß. Mit dem Seitwärtslegen der Knie ziehen Sie die Dehnung bis in den Hüftbereich und die Beine hinein.

- Setzen Sie die Füße weit genug auseinander: Das rechte Bein, das einwärts zieht, sollte etwa in Körperverlängerung sein – damit wird die Hüftmuskulatur besser gestreckt.
- Ziehen Sie aber auch das linke Knie weit nach seitwärts, um damit die inneren Beinmuskeln zu dehnen.
- Währenddessen strecken Sie aber die Arme immer noch ein bisschen höher und länger. Wachsen Sie! So weiten Sie die Lunge und den Brustkorb. Nach der Übung entspannen und tief durchatmen.

G 68: Strecken der gesamten Rumpf- und Armmuskulatur

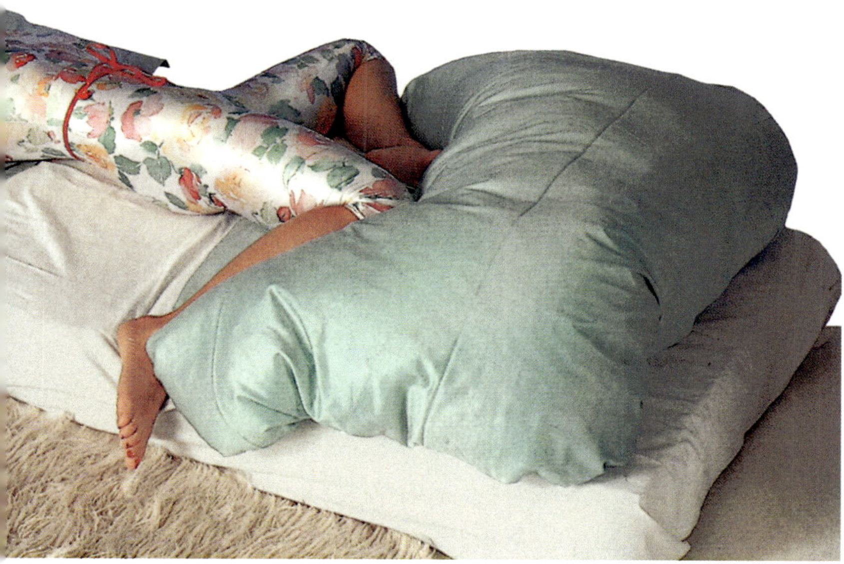

Grundübung 69

In der Rückenlage das rechte Bein senkrecht in die Luft strecken. Die rechte Hand hält den Oberschenkel von außen, die linke Hand umfasst die Wade. Halten Sie das Bein und versuchen Sie, es durchzustrecken. Beinwechsel.

Hier werden die Muskeln an der Beinrückseite gedehnt.
(Hätten Sie's gemerkt ...)
Vorsicht – am Morgen sind die Beinmuskeln besonders steif.

- Lassen Sie die Arme lang und entspannt, Kopf und Schultern bleiben ruhig auf dem Boden liegen.
- Das linke Bein bleibt wirklich lang auf der Unterlage liegen.
- Wenn Sie sich dann in der Position wohl fühlen, lassen Sie das Fußgelenk locker kreisen, in beide Richtungen natürlich.

G 69: Gestrecktes Hochführen des Beines

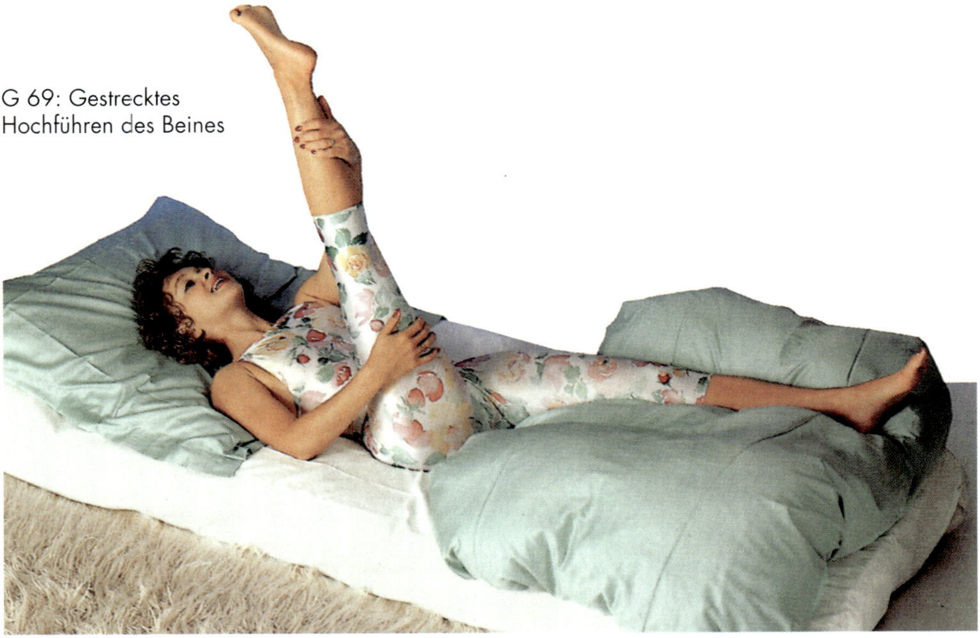

Grundübung 70
In der Rückenlage das linke Bein anbeugen und sodann das linke Knie über das rechte gestreckte Bein zur Seite schlagen. Die rechte Hand auf das linke Knie legen und nach unten drücken, der linke Arm ist weit zur Seite gestreckt.

Die Übung stellt eine Verwringung für die Wirbelsäule dar und wirkt am Morgen besonders erfrischend.

- Drehen Sie den Schultergürtel nicht mit dem Bein mit, sondern versuchen Sie, die linke Schulter am Boden zu fixieren und damit der Verwringung bewusst entgegenzuwirken. Schauen Sie zusätzlich noch nach links.
- Das lange Bein bleibt gestreckt auf dem Boden liegen.
- Je mehr Sie das überkreuzte Knie zum Boden drücken, desto mehr Dehnung erfährt auch die seitliche Gesäß- und Oberschenkelmuskulatur.

G 70: Überkreuzen des Beines

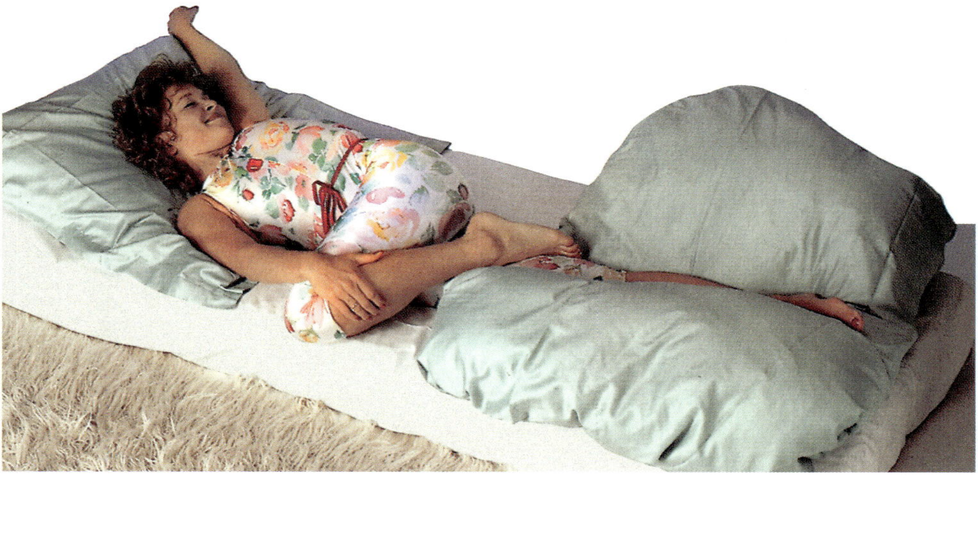

Grundübung 71
In der Seitenlage rechts auf dem rechten Ellbogen abstützen, das rechte Bein ist nach hinten abgewinkelt. Das linke Bein wird angewinkelt und die linke Hand umfasst das linke Fußgelenk und zieht die Ferse zum Gesäß.

Nach der Dehnung der Beinrückseite in Grundübung 69 und der äußeren Gesäßmuskulatur in Grundübung 70 soll hier nun die vordere Oberschenkelmuskulatur gedehnt werden.

- Suchen Sie, bevor Sie dehnen, eine stabile Grundposition, in der Sie weder nach hinten noch nach vorne umkippen. Dazu wird das untere Bein am besten nach hinten abgewinkelt. Den Oberkörper können Sie wie beim Lesen auf dem Ellbogen abstützen oder sich mit der Hand am Kopf abstützen.
- Ganz wichtig ist es, die Hüfte nach vorne zu schieben, bis Oberschenkel und Körper annähernd eine Linie bilden.
- Heben Sie das obere Knie etwas an und ziehen Sie die Ferse gerade zum Gesäß. Unterschenkel und Oberschenkel sollten parallel sein; so entsteht keine Überbeanspruchung für das Kniegelenk.

G 71: Oberschenkeldehnung durch Anwinkeln des Beines

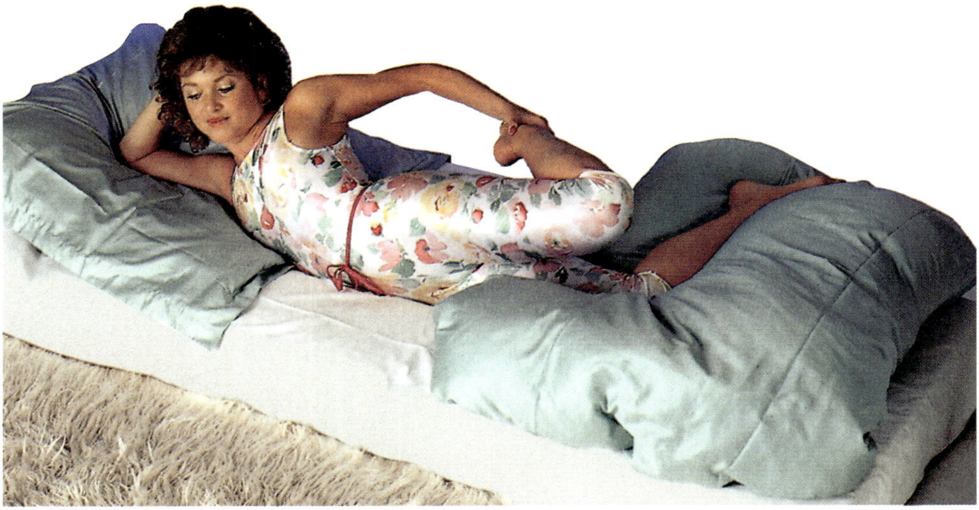

Grundübung 72
In der Bauchlage beide Unterarme links und rechts vor der Schulter aufsetzen. Langsam den Oberkörper anheben und die Rumpfvorderseite strecken.

Ziel der Übung ist es, die vordere Rumpfmuskulatur zu dehnen, nicht den unteren Rückenbereich zu überstrecken und möglicherweise zu überlasten.
Ziehen Sie den Oberkörper daher mehr nach vorne als nach oben und nach hinten. Eine Akrobatiknummer ist nicht im Sinne von Stretching!

- Je nachdem, wie weit Sie die Unterame oder Hände mehr neben oder vor den Schultern aufsetzen, desto mehr oder weniger können Sie den Oberkörper hochziehen.
- Es ist nicht entscheidend, die Arme voll durchzustrecken. Die Hauptsache ist, Sie spüren die Dehnung an der Oberkörpervorderseite.
- Strecken Sie die Arme langsam und mit viel Gefühl. Ziehen Sie den Kopf in Verlängerung der Wirbelsäule und neigen ihn leicht (!) nach hinten.

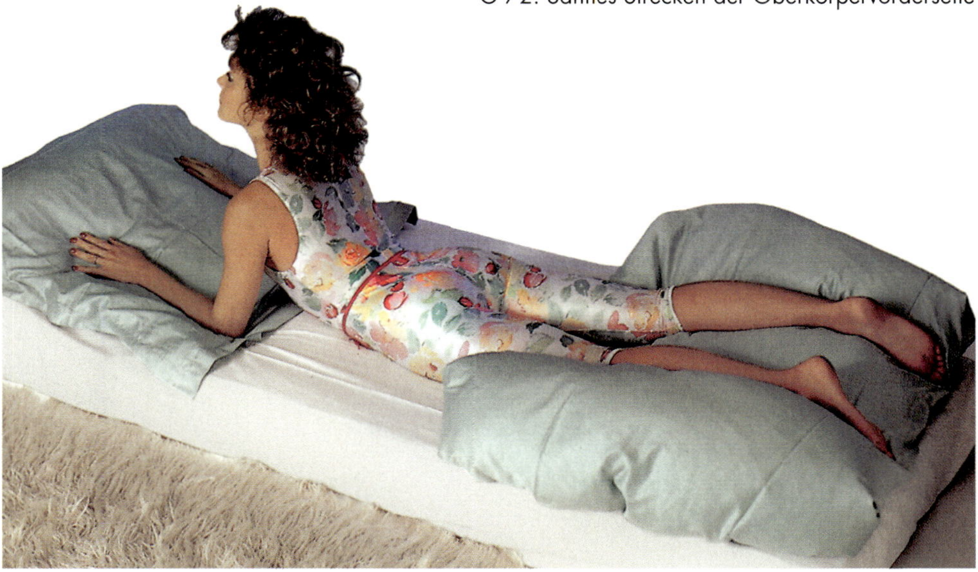

G 72: Sanftes Strecken der Oberkörpervorderseite

Stretching zu zweit

Stretching zu zweit ist sicher nicht der Normalfall, doch kann es Anreiz und Abwechslung sein, besonders wenn der Partner oder die Partnerin mitmacht. Voraussetzung für ein gemeinsames entspanntes Stretchen ist denn auch viel Harmonie, Vertrauen und gegenseitiges Einfühlungsvermögen, sonst artet es leicht in Wettbewerb oder »partnerweise Quälerei« aus. Die Partnerhilfe soll *nicht* die aktiv erreichbare Dehnung überschreiten, sondern eine zusätzliche Stütze sein und die Entspannung fördern! Stretching zu zweit hat auch den Vorteil, dass man sich gegenseitig beobachten und korrigieren kann. Daneben kann ein kleiner Handgriff oft eine unschätzbare Hilfe sein, um bestimmte Dehnungen zu erfühlen. Zur Durchführung gelten die gleichen Grundsätze wie bei den Einzelübungen. Die Partnerübungen sind schwieriger, als sie zunächst erscheinen, denn vollständiges, sich gegenseitiges Anvertrauen erfordert gewisse Abstimmung untereinander. Nehmen Sie sich also gemeinsam Zeit, die Stretche schrittweise zu erfühlen. Nur so lohnt es sich!

Folgendes ist zu beachten:

▶ Es empfiehlt sich, ein Stopp-Zeichen auszumachen. Das vermittelt Sicherheit und vermeidet unnötiges Sprechen.

▶ Die Handfassungen sind kein verkrampftes Klammern.

▶ Die Schubhilfe nur sanft mit flacher Hand und an der richtigen Stelle ausführen.

▶ Körpergröße, Gewicht und Dehnungsfähigkeit der Partner sollten nicht zu unterschiedlich sein.

Grundübung 73

Ein Partner sitzt im Strecksitz, die Arme sind in Schräghochhalte. Der zweite Partner steht hinter ihm/ihr und fasst die Arme an den Ellbogen. Ein Bein drückt *vorsichtig* gegen das Rückgrat und richtet zuerst den Rücken ganz gerade. Sodann die Arme nach hinten ziehen, bis ein Spannungsgefühl an der Brustvorderseite entsteht. Der sitzende Partner kann den Kopf ganz entspannt nach hinten auf das Bein auflegen.

Variation zu G 73

● Die Dehnung kann durch unterschiedliche Armhaltungen in verschiedene Richtungen variiert werden.

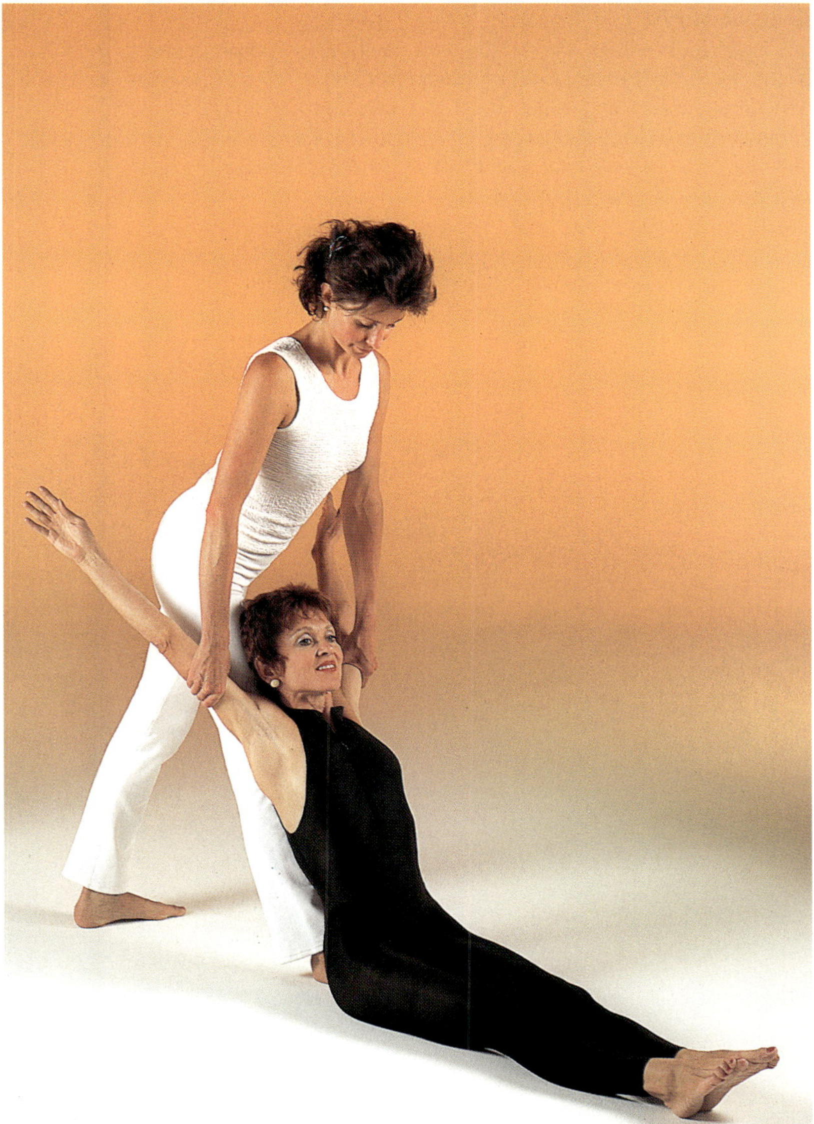

G 73:
Dehnung der Schulter- und Brustmuskulatur

Grundübung 74

In Gegenüberstellung, mit den Beinen leicht gegrätscht, halten beide Partner den Oberkörper waagrecht, die Arme sind in Hochhalte ausgestreckt und die Hände fassen auf die Schulterblätter des Partners. Mit den Händen einen sanften Druck nach unten ausüben, bis sich die Spannung an der Brustvorderseite einstellt.

Variationen zu G 74

- Eine langsame Drehung der Oberkörper dehnt die gesamte Körperseite mit.
- Die Beine können auch gestreckt geschlossen sein.

G 74:
In Schulterfassung Schultergürtel nach unten drücken

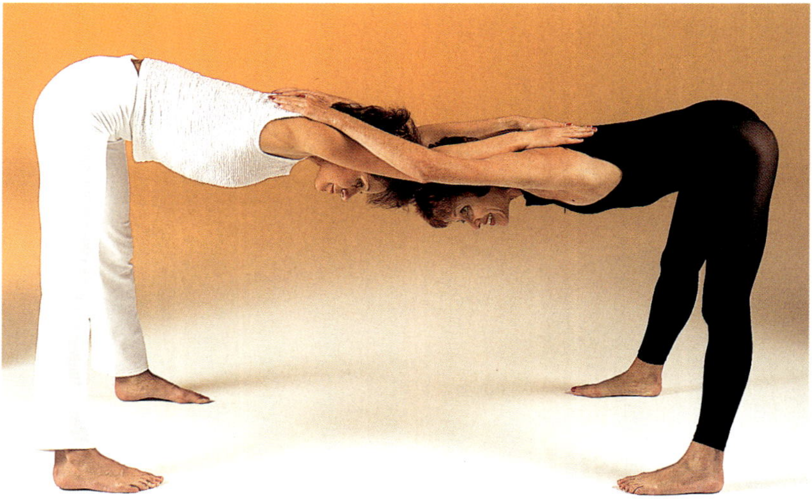

Grundübung 75
Die Partner knien nebeneinander, das innere Bein ist seitlich gestreckt aufgestellt und die Hände sind gefasst. Die äußeren Hände umfassen sich an den Handgelenken und ziehen gestreckt über bzw. leicht hinter den Kopf, so dass die Oberkörper wirklich frontal sind. Mit einer Gewichtsverlagerung auf das äußere Bein entsteht eine Dehnung an der Körperseite. Der Brustkorb dreht leicht nach außen, der Blick zeigt nach schräg oben.

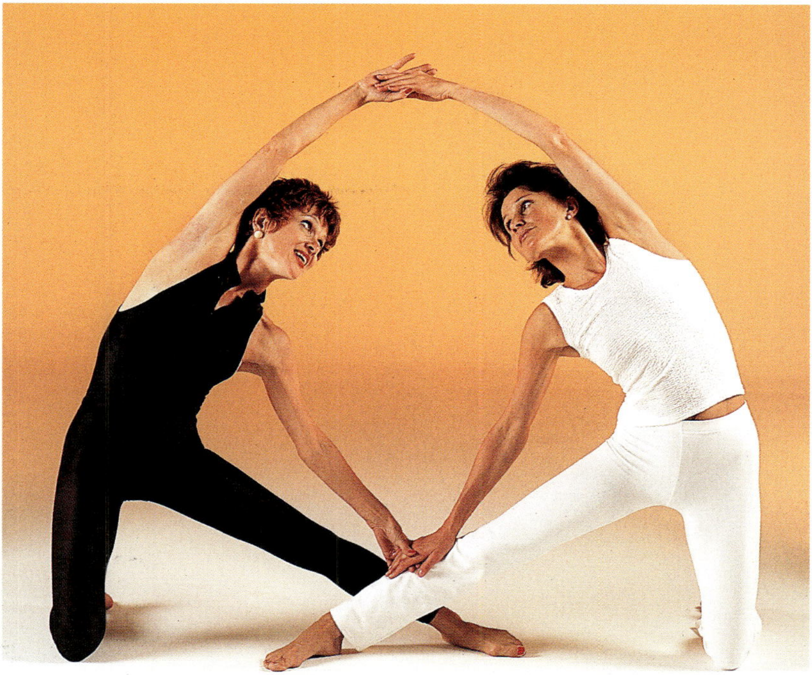

G 75:
Seitendehnung im Kniestand

Grundübung 76
Ein Partner befindet sich in Rückenlage und grätscht die gestreckten Beine aus der senkrechten Hochhalte. Der zweite Partner, der im Kniestand ist, stützt diese Position mit den Beinen ab, so dass der Hüft-/Bein-Winkel des dehnenden Partners etwa rechtwinklig ist. Durch vorsichtigen Druck auf die Oberschenkelinnenseiten die Grätsche erweitern.

G 76: Grätschen der gestreckten Beine in Rückenlage

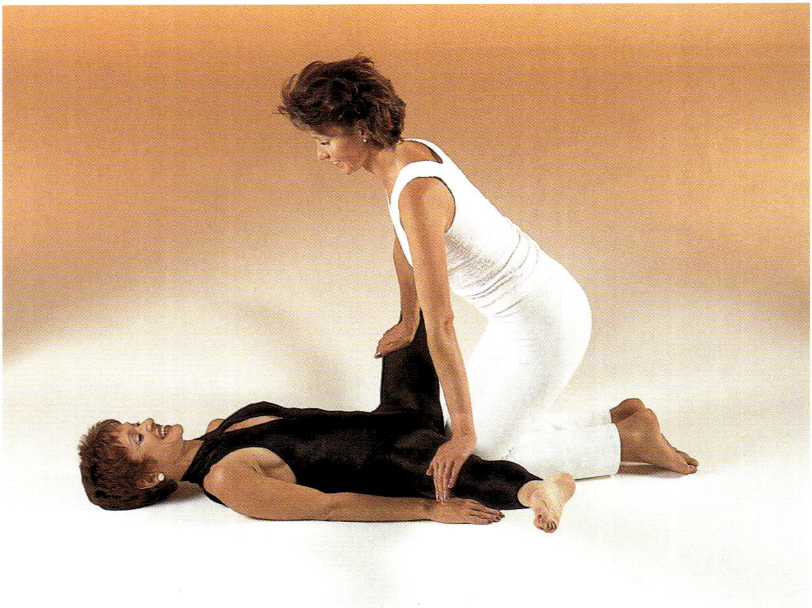

Grundübung 77
Ein Partner befindet sich im Fersensitz mit leicht geöffneten Knien. Der zweite Partner liegt auf dem Rücken, der Kopf liegt zwischen den Knien des Partners, die Hände greifen zu den Fersen. Aus der Rückenlage die gestreckten Beine in die Hochhalte bringen, wo der sitzende Partner die Knöchel von innen umfasst und von da aus die Beine gleichzeitig grätscht und zu sich zieht. Je nachdem, ob der Zug nach vorne oder unten erfolgt, wird die Beininnenseite oder die rückwärtige Beinmuskulatur gedehnt.

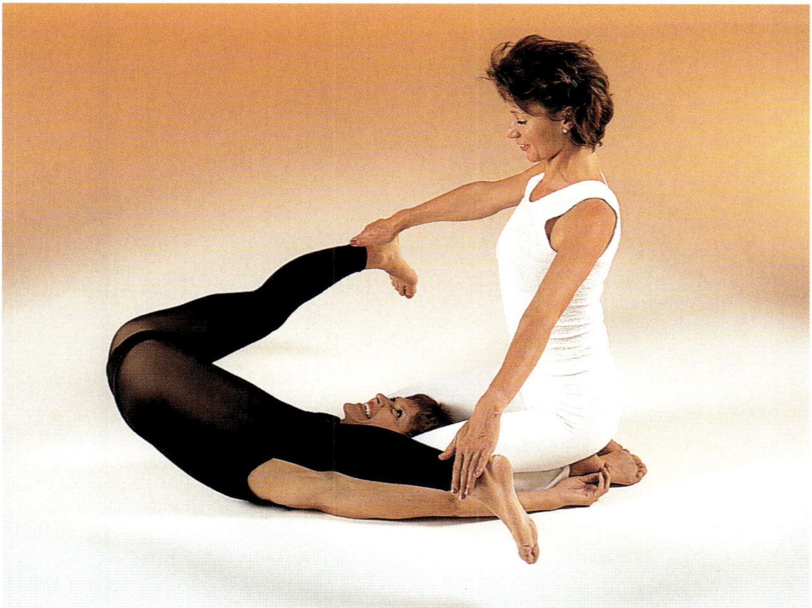

G 77:
Weites Beingrätschen mit gleichzeitigem Hüftbeugen

Grundübung 78

Beide Partner sitzen sich im weiten Grätschsitz gegenüber, die Füße berühren sich und die Hände oder Unterarme sind gefasst. Ein Partner lehnt sich zurück und zieht damit den anderen in die Grätsche.

G 78: Gegenseitiges Ziehen in den weiten Grätschsitz

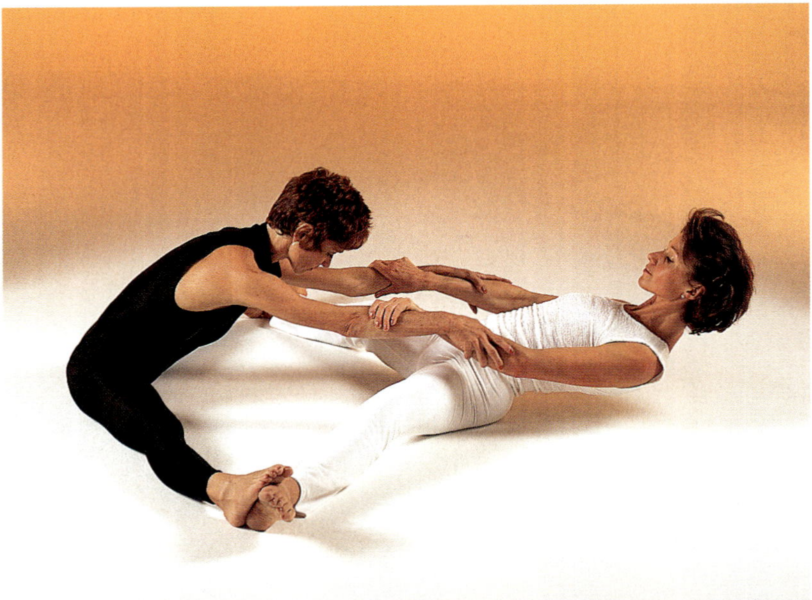

Grundübung 79
Ein Partner liegt auf dem Bauch, ein Bein ist abgewinkelt und der Kopf liegt entspannt am Boden. Der andere Partner kniet seitlich zu ihm und hebt das abgewinkelte Bein etwas an. Dazu fasst er mit einer Hand unter sein Knie und hebt es, während die andere Hand die Ferse zum Gesäß drückt. Der liegende Partner versucht, das Becken entspannt am Boden liegen zu lassen. Ein Ziehen soll an der Oberschenkelvorderseite spürbar werden.

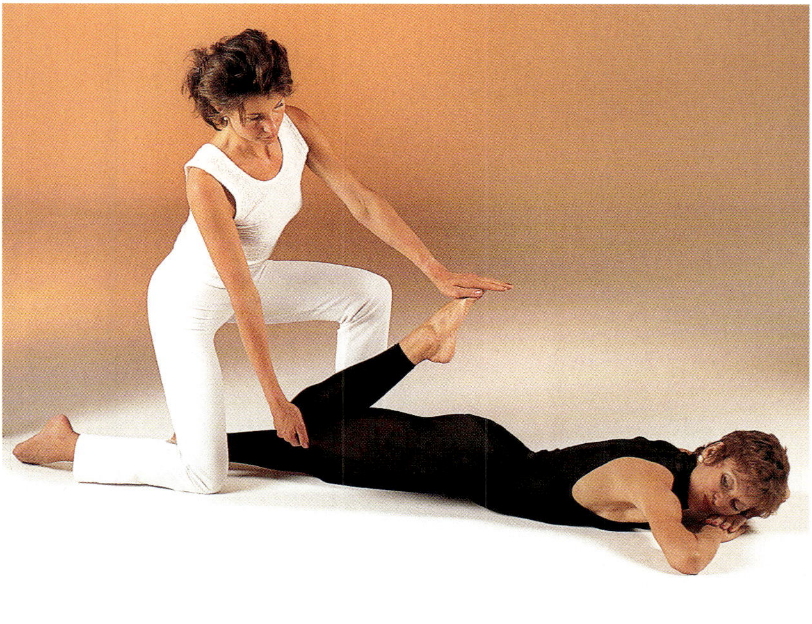

G 79:
Einbeiniges Anfersen mit gleichzeitigem Anheben des Knies

Grundübung 80
Ein Partner sitzt im Strecksitz, der andere Partner kniet dicht hinter ihm und unterstützt durch ein Vorverlagern des Körpers dessen Oberkörperbeuge. Er sollte betont mit der Hüfte nach vorne drücken, damit die Schubwirkung vor allem im Lendenwirbelbereich ansetzt (siehe Grundübung 46).

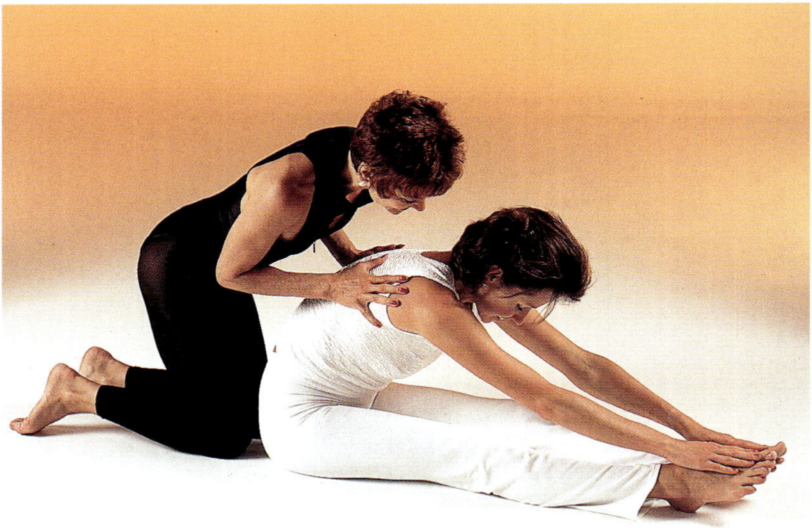

G 80: Oberkörpervorbeuge im Strecksitz mit Schubhilfe durch den Partner

Grundübung 81
Ein Partner greift mit beiden Händen vor dem Körper auf den Boden und spreizt ein Bein gestreckt nach oben ab. Dieses wird vom zweiten Partner am Unterschenkel umfasst, auf die Schulter aufgelegt und so nach oben in die Spreizung gezogen. Mit dem Fuß sichert er das gestreckte Standbein des ersten Partners, so dass dieser nicht zurückrutschen kann.

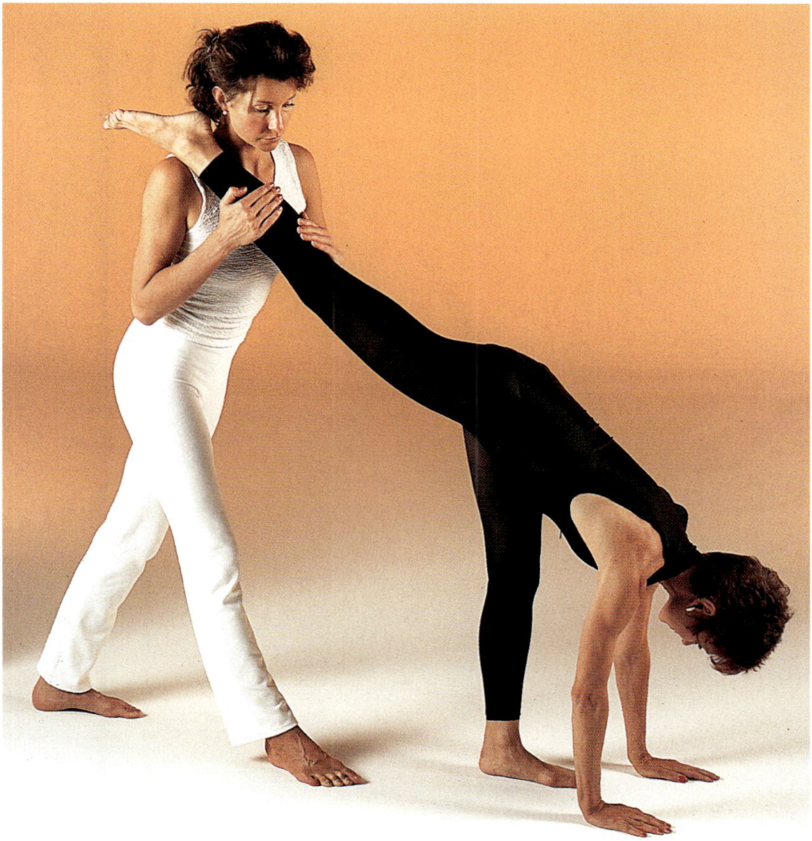

G 81: Rückwärtiges Hochspreizen des gestreckten Beines

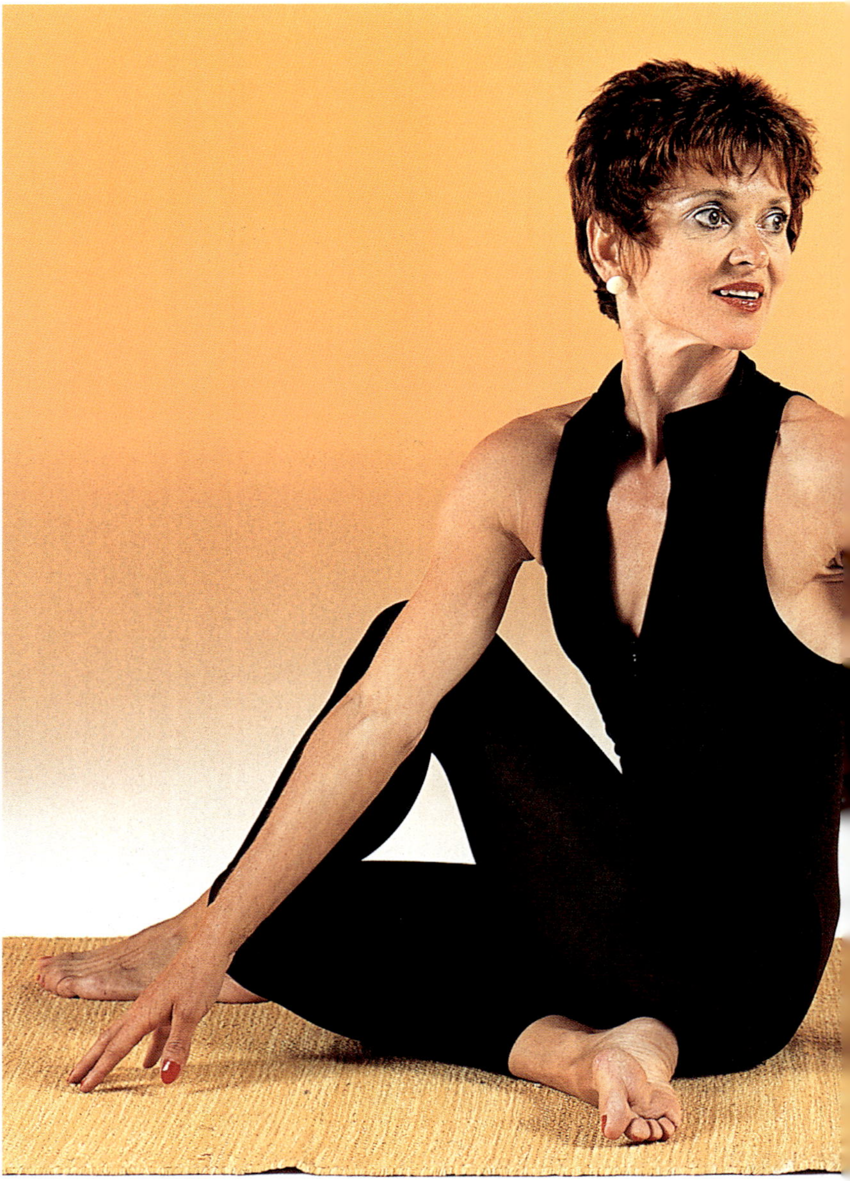

Spezielle Übungsprogramme

Im Folgenden sollen zwei ausgewählte Übungsprogramme die Variationsmöglichkeiten eines Stretchingprogrammes aufzeigen.
Die **Übungsfolge für Anfänger** umfasst 13 Übungen, die einen ausgewogenen Querschnitt durch alle Körperbereiche darstellen und sich als ein möglicher Vorschlag für eine Zusammenstellung von Stretchingübungen verstehen. Diese Übungsfolge stellt einen Einstieg dar, die im Laufe der Zeit durch Variationen erweitert und abgeändert werden kann. Jeder wird bald seine eigenen Stärken und Schwächen entdecken und bestimmte Übungen bevorzugen, die ihm besonders gut tun.
Das **Programm für Geübte** soll eine Zusammenstellung der 14 schwierigsten Übungen darstellen und als Anreiz für jene stehen, die schon eine gewisse Körperbeherrschung und ein Körpergefühl erreicht sowie auch Lust an Kunststücken haben. Aber Vorsicht ist auch für die »Könner« angebracht, denn solche Übungen verlangen jedes Mal intensives Aufwärmen und langes Üben.
Sicher sind die Übungen in dieser Perfektion nicht für jeden ein erreichbares oder erstrebenswertes Ziel. Sie zeigen aber in vollendeter Form die natürliche Ästhetik von Stretching.

Übungen für Anfänger

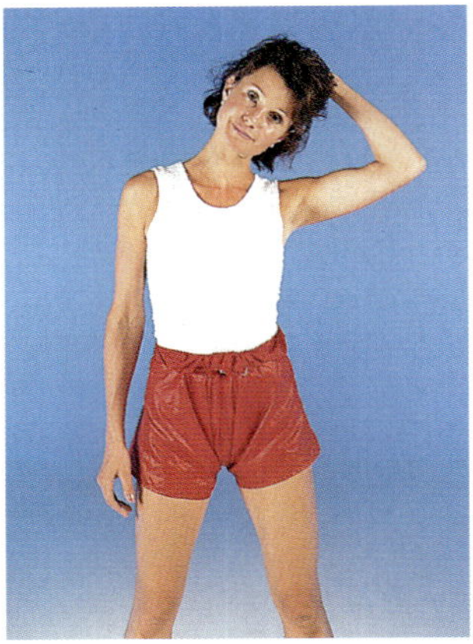

G 2

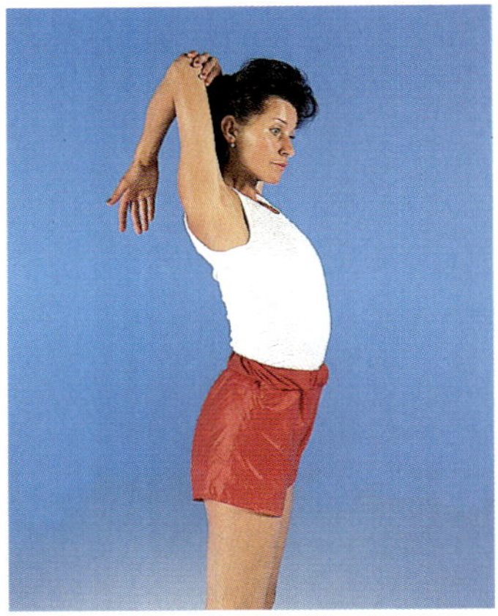

V 4

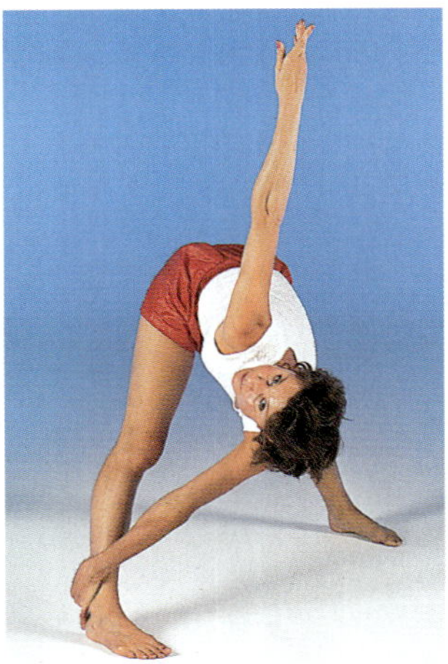

G 27

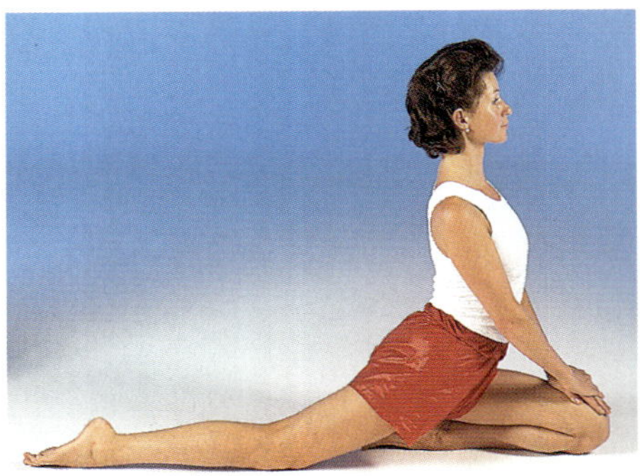

G 32

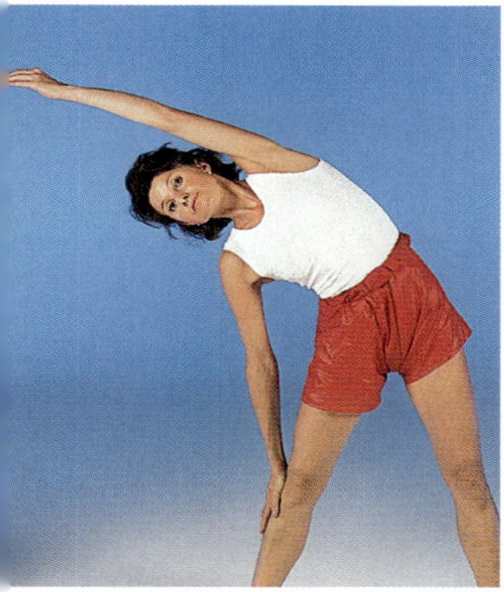

G 16

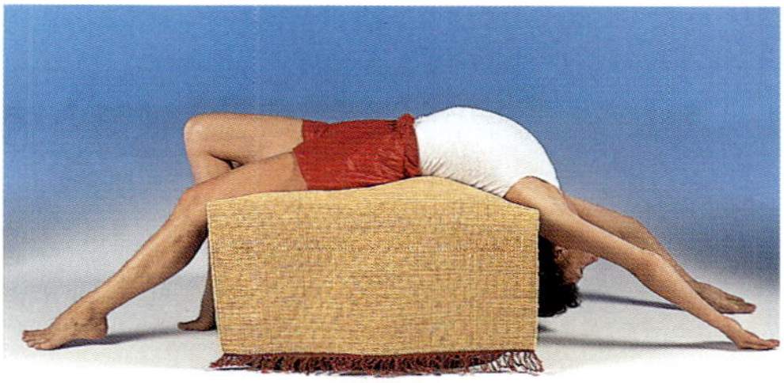

G 22

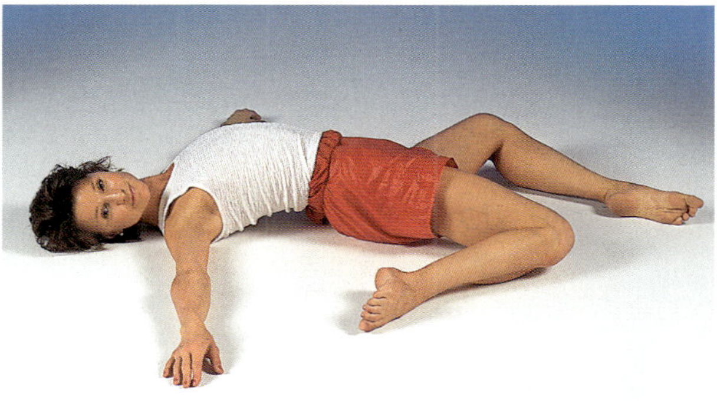

G 33

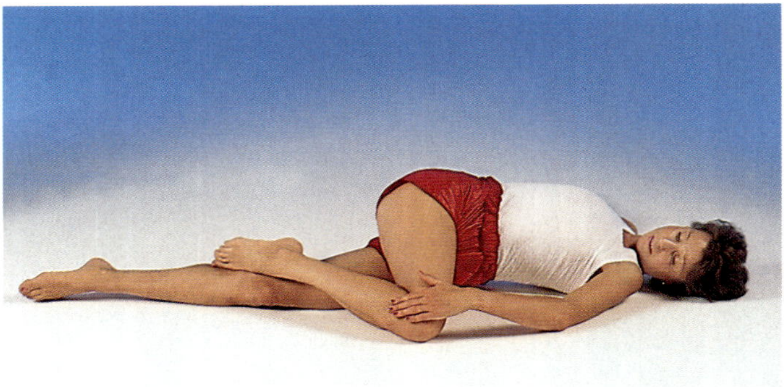

G 43

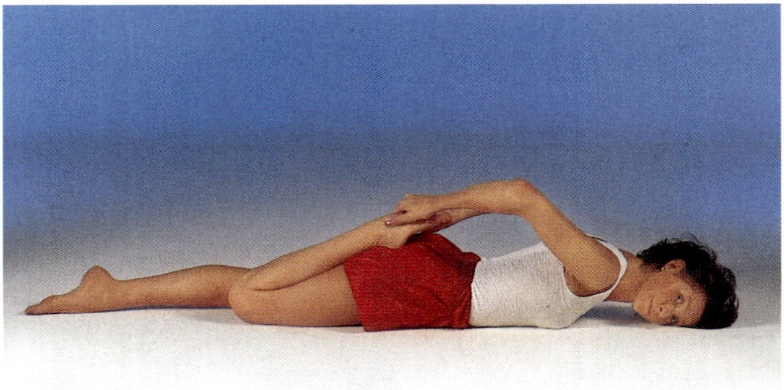

G 31

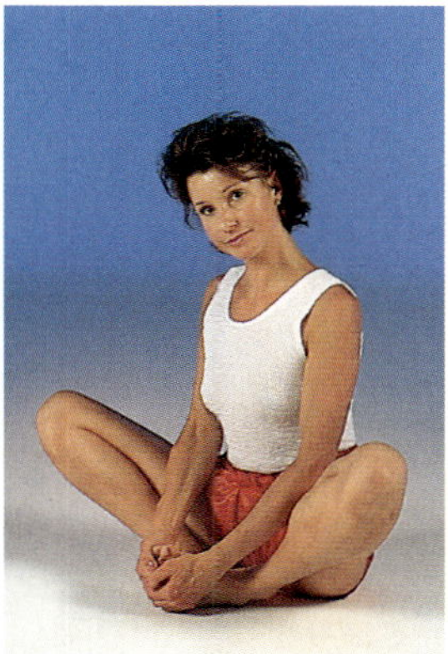

G 36

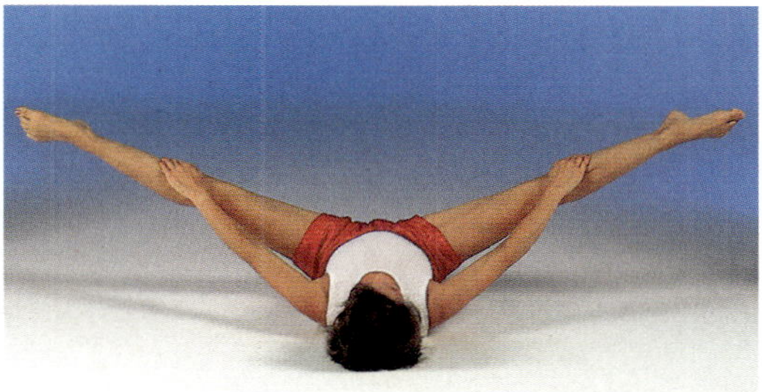

G 39

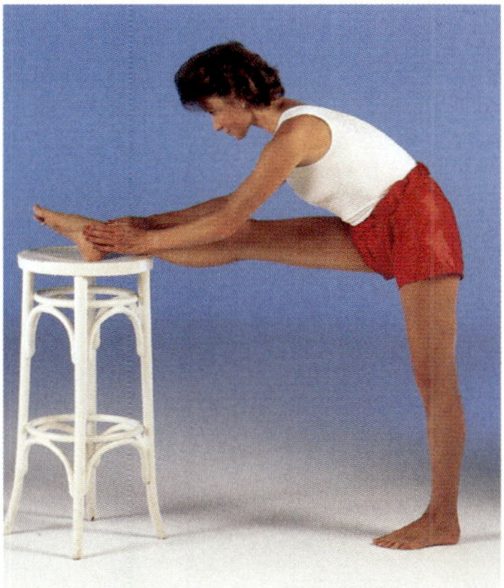

G 48

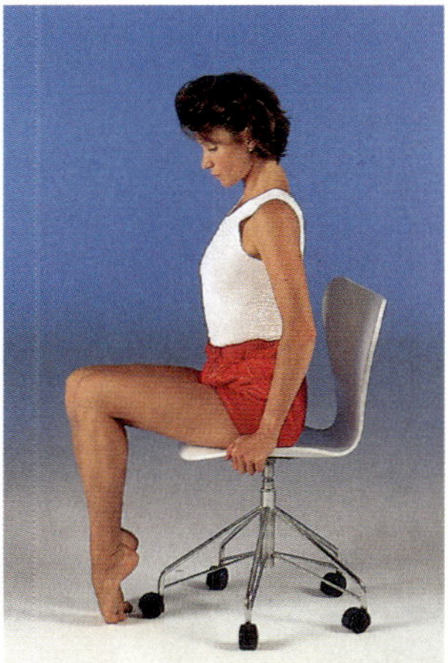

G 56

Übungen für Geübte

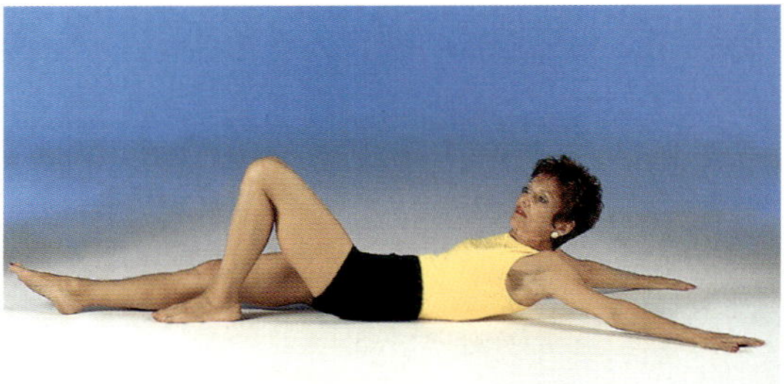

G 10

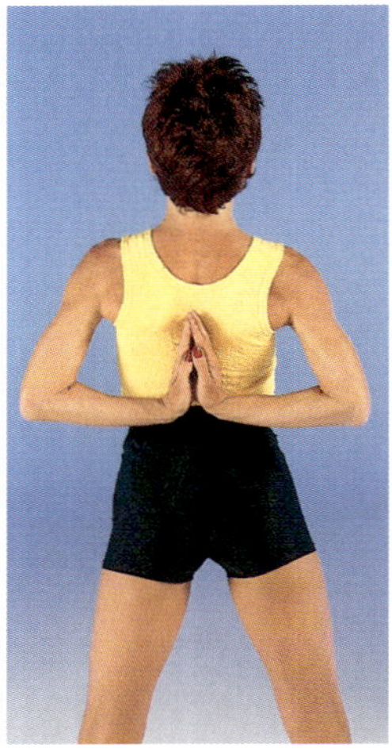

G 15

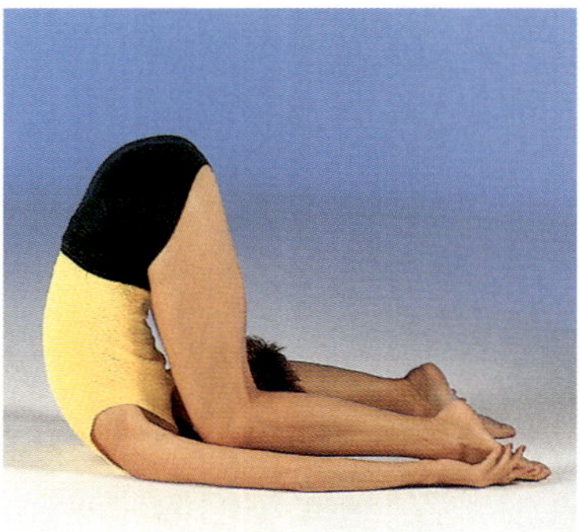

V 21

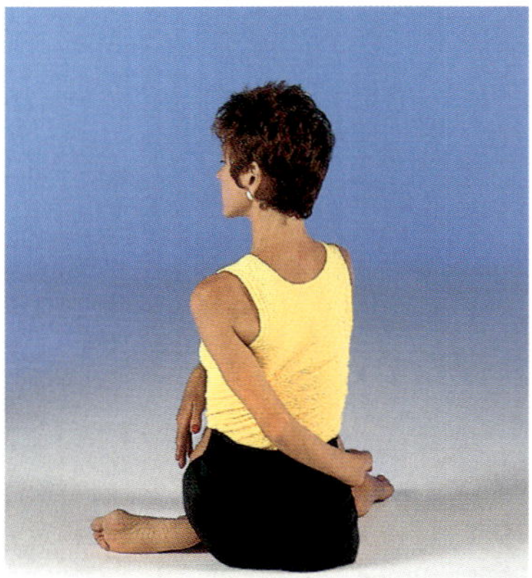

V 30

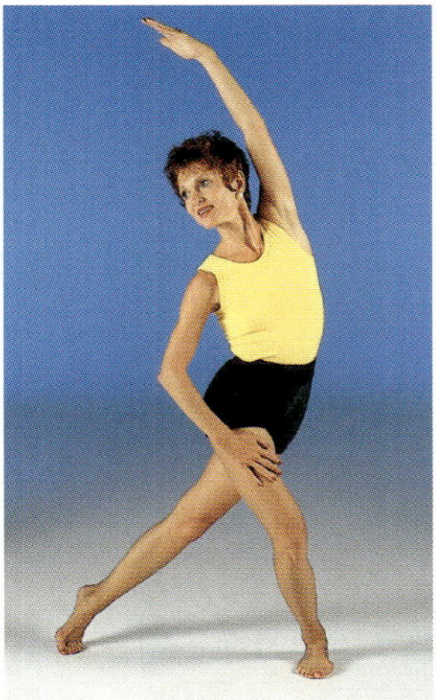

V 16

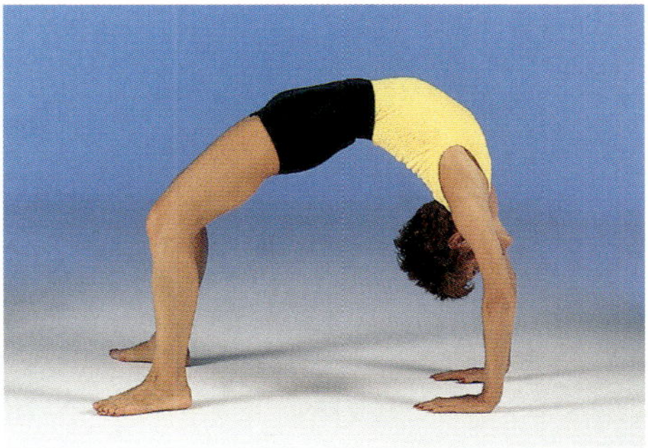

G 26

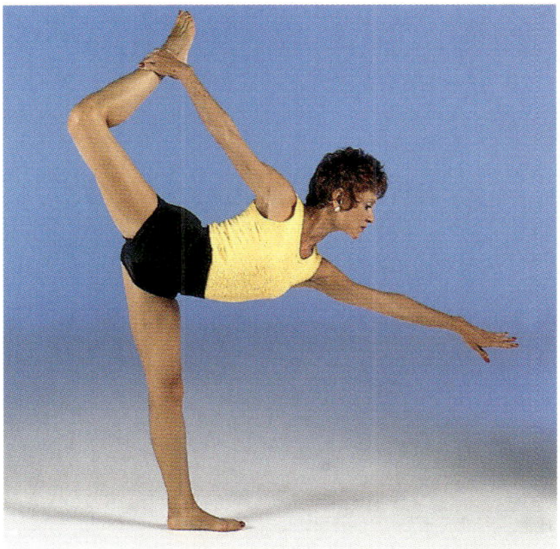

V 34

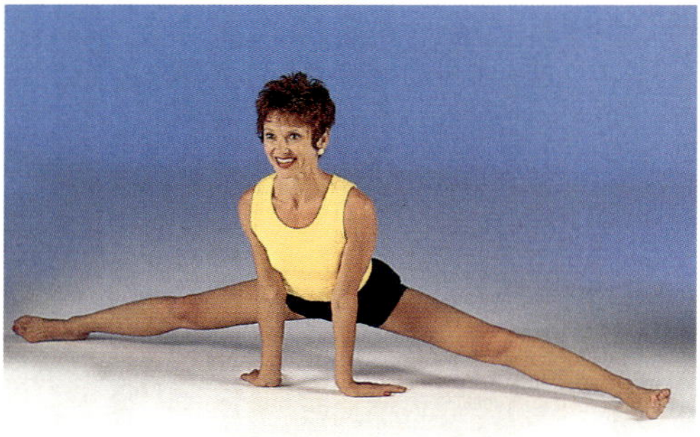

G 41

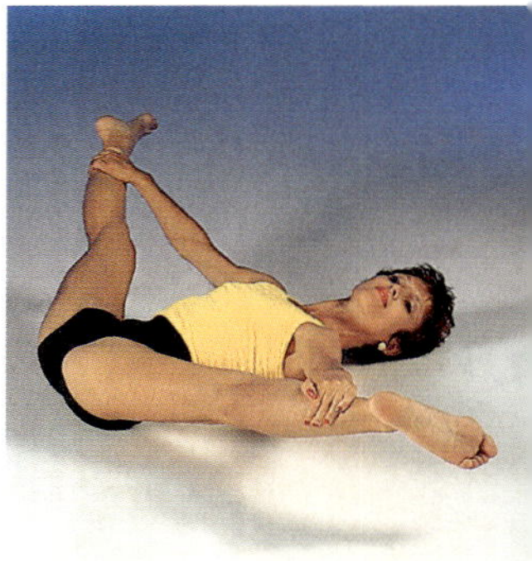

G 40

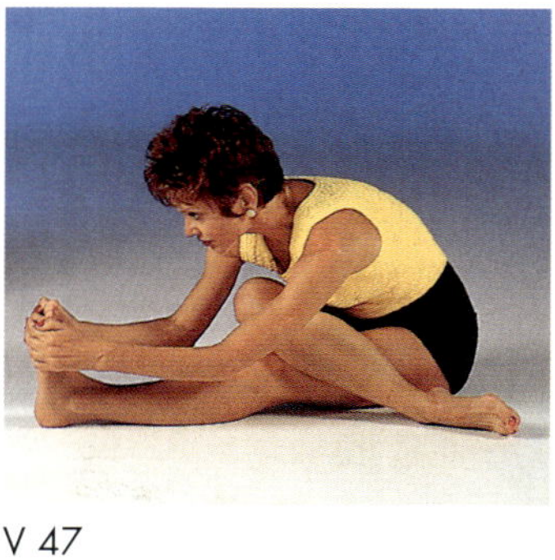

V 47

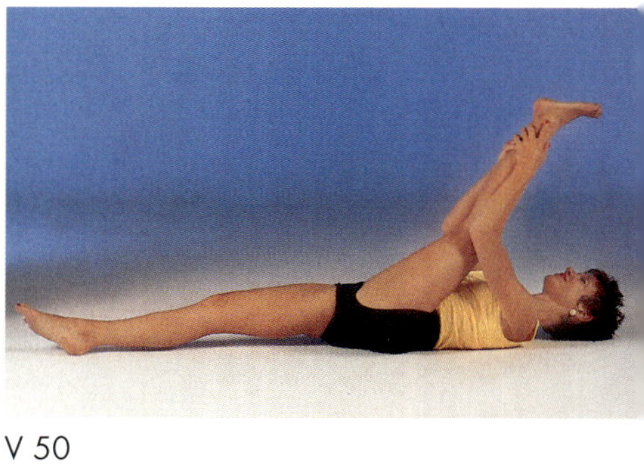

V 50

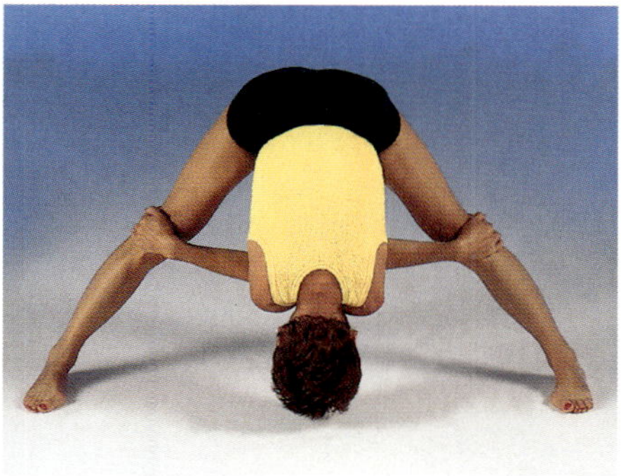

V 44

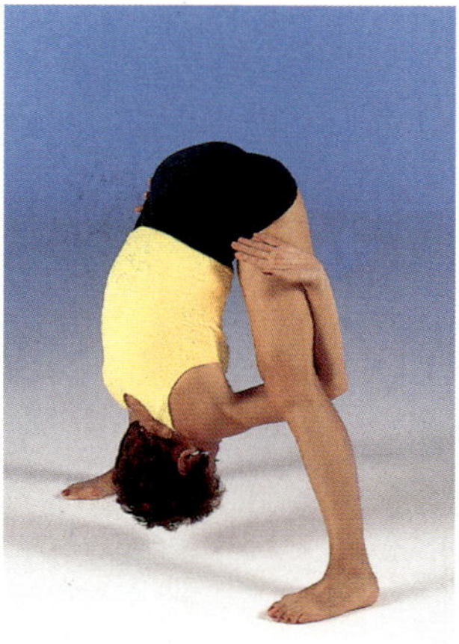

V 44

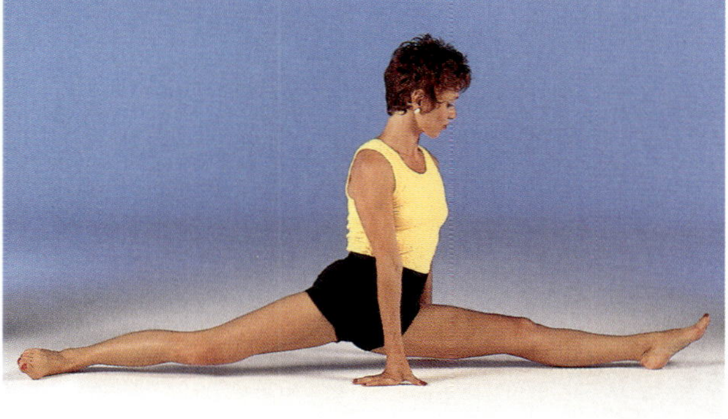

V 35

Freude am Bewegen!

Ich hoffe, dass der Übungskatalog und die verschiedenen Übungsprogramme einen Eindruck geben konnten, wie vielfältig Stretching sein kann.
Abwechslung und Variation in Ihrem Übungsprogramm können gar nicht genug betont werden. Ein Problem, das mit der gesundheitsorientierten Aktivität zunehmend in den Vordergrund tritt, ist, dass viele Menschen die Motivation zur Gymnastik nicht über längere Zeit aufrechterhalten können. Was anfangs von dem ehrlichen Wunsch getrieben ist, etwas für sich und seine Gesundheit zu tun, wird nach einiger Zeit zu einem »Muss«, und Ausreden lassen sich schnell finden. Der Grund ist häufig Monotonie in Ihrem Training und, als Folge, ein Mangel an echter Freude an Bewegung. Selbst wenn ein Übungsprogramm nach allen trainingswissenschaftlichen und medizinischen Gesichtspunkten optimal gestaltet ist, wenn es langweilig wird, verliert es seinen Reiz und damit auch seinen Sinn. Ärztliche Ratschläge und eiserne Selbstdisziplin dürfen nicht den Wunsch nach Bewegung ersetzen.
Leider bleiben Fotos immer statisch und stumm, und wir können die verschiedenen Stimmungen nur andeutungsweise vermitteln. Was Sie nicht sehen, ist die langsame und wohltuende Dynamik, wenn Sie die Dehnung tastend entwickeln und sich dabei in sich selbst verlieren. Sie sehen und hören nicht die entspannte Atmosphäre, die sich einstellt, wenn Sie beim Dehnen Ihre Lieblingsmusik anstellen.

Versuchen Sie, tatsächlich Freude an Ihrer Bewegung zu finden!

Alle Übungen sind von Susanne, unseren zwei männlichen Modellen und von mir selbst ausgeführt, und wir alle demonstrieren selbstverständlich

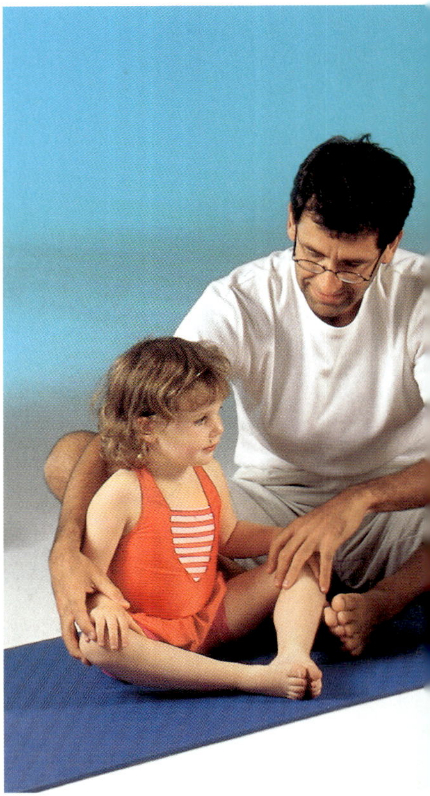

mit vorbildhafter Flexibilität, um Ihnen die perfekte Ausführung der Übungen bestmöglich zu zeigen. Aber lassen Sie sich dadurch nicht einschüchtern. Stretching ist kein Wettbewerb, und nur Sie selbst bestimmen, was Ihnen gefällt und gut tut.
Die Übungen zu zweit zeigen, wie Partnerhilfe sinnvoll eingesetzt und wie Stretching zu einem gemeinsamen Erlebnis werden kann. Unser Abschlussbild will dazu eine weitere Anregung geben: Stretching ist keineswegs nur für Leute im »besten« Alter. Alt und Jung kann Spaß und Freude am Stretchen entwickeln. Inspirieren Sie Ihre Familie und machen Sie Stretching zu einer gemeinsamen Aktivität zu Hause.
Auf unserem Bild sehen Sie Susanne und Michael mit den drei Kindern. Viel Vergnügen beim Nachmachen!

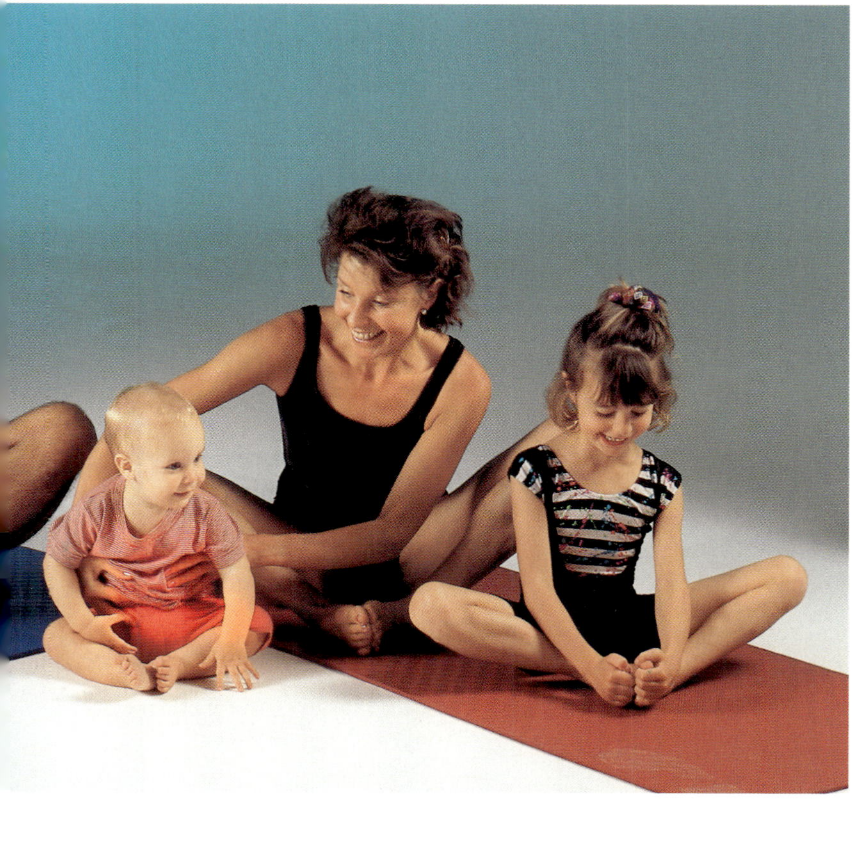

BLV aktiv + gesund

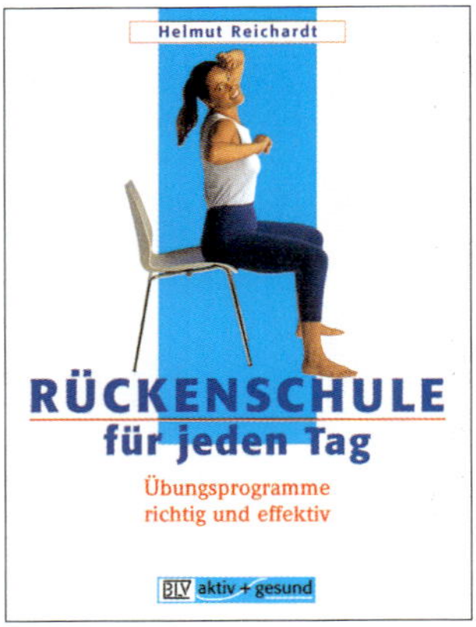

Helmut Reichardt
Rückenschule für jeden Tag
In Beruf und Alltag den Rücken schonen und Verspannungen vorbeugen: Übungsprogramme zur Dehnung, Kräftigung und Entspannung der Rückenmuskulatur – überall mit einfachen Hilfsmitteln durchführbar.

Helmut Reichardt
Schongymnastik
Übungsvorschläge und Trainingsprogramme für eine funktionelle Gymnastik, die Gelenke, Bänder und Muskeln schont; Linderung von Alltagsbeschwerden, Vorbeugung einseitiger Belastungen im Leistungssport.

Heike Höfler
Beckenbodengymnastik für Sie und Ihn
Für Frauen und Männer aller Altersgruppen: Übungsprogramme zur Kräftigung der Beckenbodenmuskulatur bei Rückenbeschwerden, bei Haltungsproblemen, nach Operationen und vieles mehr.

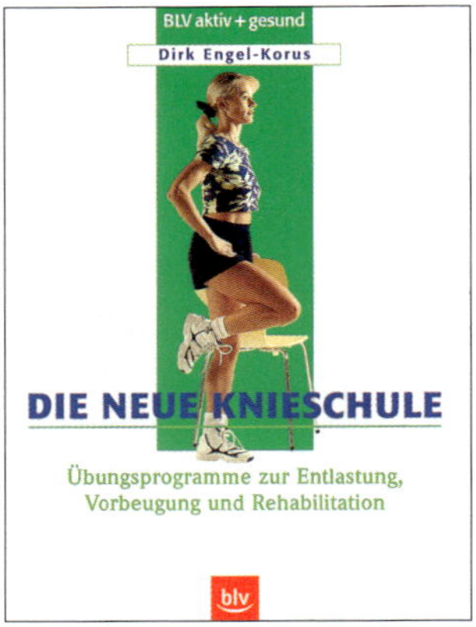

Dirk Engel-Korus
Die neue Knieschule
Anatomie und Funktionsweise des Kniegelenks, Tipps für präventives Verhalten im Alltag, wirkungsvolle Trainingsprogramme für verschiedene Zielgruppen: Kräftigungsübungen, Lockerungsübungen, Dehnübungen.

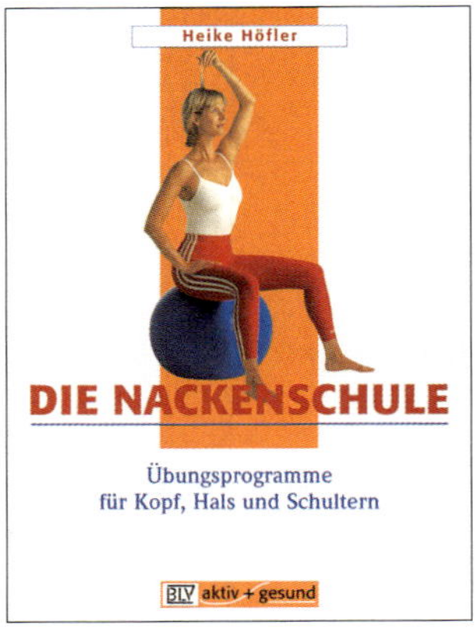

Heike Höfler
Die Nackenschule
Durch gezielte Entspannung Nackenbeschwerden vorbeugen: einfache Übungsprogramme zur Kräftigung von Kopf-, Hals- und Schultermuskulatur und zur Linderung bereits bestehender Beschwerden.

Urs Geiger/Caius Schmid
Muskeltraining mit dem Thera-Band
Benutzung, Eigenschaften, therapeutischer und leistungsorientierter Anwendungsbereich, Übungsintensität, Trainingsprogramme für die Muskulatur der Arme, des Rumpfes und der Beine.